リウマチがここまで治った！

ホロトロピック的アプローチで
治癒した患者17人の証言

Y.H.C.矢山クリニック院長
矢山利彦〔編著〕
重田研一郎（医師）
矢島由紀（歯科医師）

評言社

はじめに

リウマチに関する医療情報は膨大にありますが、それを煎じつめると次のようになります。

①この病気は治癒することがない

したがって、

②治療はできるだけ痛みを軽減させ、

③できるだけ副作用を少なくし、

④その状態をできるだけ長く保つ

……これが西洋医学によるリウマチ治療の基本方針といえます。

そこで、「治りたい」と思う患者さんは、別のアプローチを試みるしかありません。

さいわい日本には東洋医学があり、その病気の部位だけを見るのではなく、人間を丸ごと見る方法論を応用すれば、まったく別の角度からアプローチすることも可能です。

ここで東洋医学というのは「何という病気には漢方エキスの○○湯が効く」というよう

なマニュアル的なものではなく、人がどのような経緯で病気になっていくのかを明らかにした、東洋医学の人間観にもとづく医療を意味しています。

次ページの図を見てください。この図は、いまから二千年以上前に成立した漢方の古典『黄帝内経素問《こうていだいけいそもん》』の内容をもとに、西洋医学、東洋医学、食養、気功、精神身体療法などの生体に及ぼす意味と位置づけを示したものです。これを疾患が成立するモデルとすると、難治とされている疾患にもさまざまなアプローチ法が存在することがわかります。

「正気《せいき》」と古典で表現された概念は、生体防御力といえます。その内容は、自律神経の働き、ホルモン系、免疫系などの働きといえます。そして「正気の虚」とは、これらの働きが低下した状態と考えられます。

古代の人達が「正気」という概念を持ち得たのは、感覚を鋭敏にして、たくさんの人間の臨床的変化を観察したからでしょう。その知恵には脱帽させられます。これを虚心に受け取って「正気の虚」を正常化する方向へとアプローチしていくと、患者さんには大きな変化が現れてきます。

まず気力が出る、体が温かくなる、食欲が出る、便秘が治る、風邪を引かなくなる……こういった元気になる方向への変化が始まります。そこから徐々に病気がよくなっていく

西洋医学と東洋医学を統合するモデル

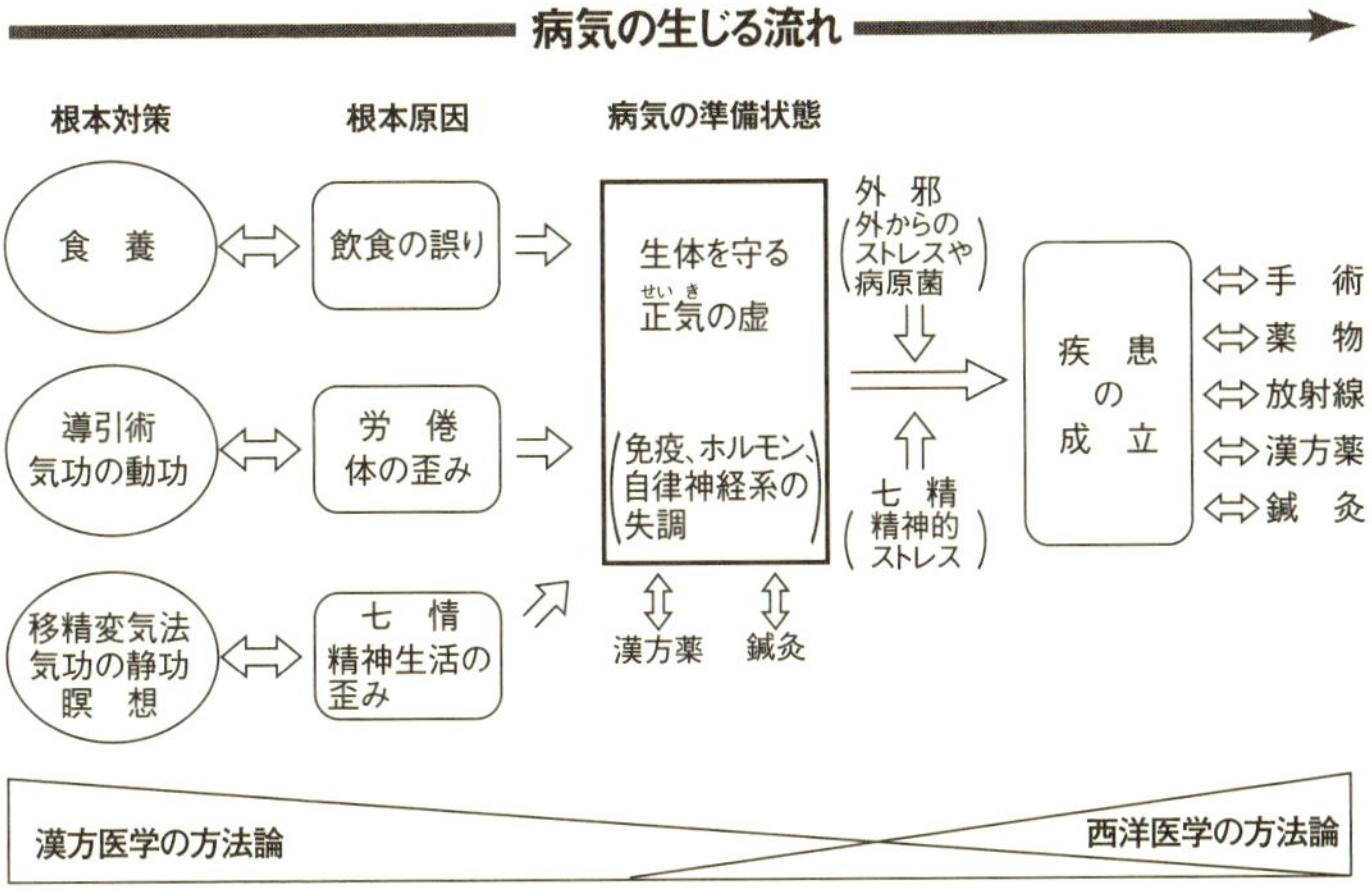

という変化が生じてくるのです。

西洋医学、東洋医学、自然療法を組み合わせ、病気治しから健康増進、そしてトランスパーソナル心理学的な観点まで視野に入れた医療を、私たちは「ホロトロピック（全体へ向かう）的アプローチ」と呼んでいます。

この、ホロトロピック的な医療で、よい経過を見たリウマチの患者さんへのインタビューを柱にしたのが本書です。「リウマチは治らない」とあきらめている患者さんに、少しでも希望となれば幸いです。

なお、本書は、私と、Y.H.C.矢山クリニックの医師・重田研一郎、歯科医師・矢島由紀と共同で執筆しました。

平成二十年七月

Y.H.C.矢山クリニック院長　矢山利彦

目次　リウマチがここまで治った！

第三章　デトックス（体内浄化）について

第四章　歯や呼吸が意外な病気を引き起こす

第五章 ある歯科医の体験

証言集 リウマチがここまで治った！

カバーデザイン●関原直子
本文イラスト●瑞見 純

第一章

リウマチって何だろう?

青年医師の夢

一人の青年医師がいました。彼は常日頃から、リウマチに苦しむ患者さんたちに重大な責任を感じていました。

「治らないと結婚できません」

「この注射をしていると、妊娠できません」

「痛みで家事ができず家庭がおかしくなりそうです」

「夫婦で商売をしていますが、続けられそうもありません」

「薬の副作用で顔がむくんでしまい、外に出られません」

リウマチ患者さんたちのこんな訴えを聞いているうちに、彼は考え込んでしまいました。症状を抑える薬を使って楽になってもらえるようになったけれど、このままでいいのだろうか。何とか根本的にリウマチを治し、患者さんたちの日常生活を明るくしてあげたい。根本的に治すために、体の中で何が起きているのか、自分の目で確かめてみたいと思いました。

リウマチで痛んでいる関節では、リンパ球という本来自分の体を守るべき兵隊たちが、自分の体を攻撃している。これは現代医学の常識です。だが、自分の兵隊たちが、なぜ自分の体を攻撃してしまうのか、その理由はまだよくわかっていません。

どうして、そんな理にかなわないことが起こるのだろうか。青年医師は考え続けているうちに、いつの間にか眠ってしまいました。ふと気がつくと、彼はミクロ人間になって、リウマチ患者さんの体の中に潜り込んでいました。

しかも、そこはどうやらリウマチの痛みを起こしている関節らしい。目を凝らすと、関節の表面を滑らかに保つ滑膜細胞に、リンパ球の兵隊がびっしりと貼りついて、細胞を殺

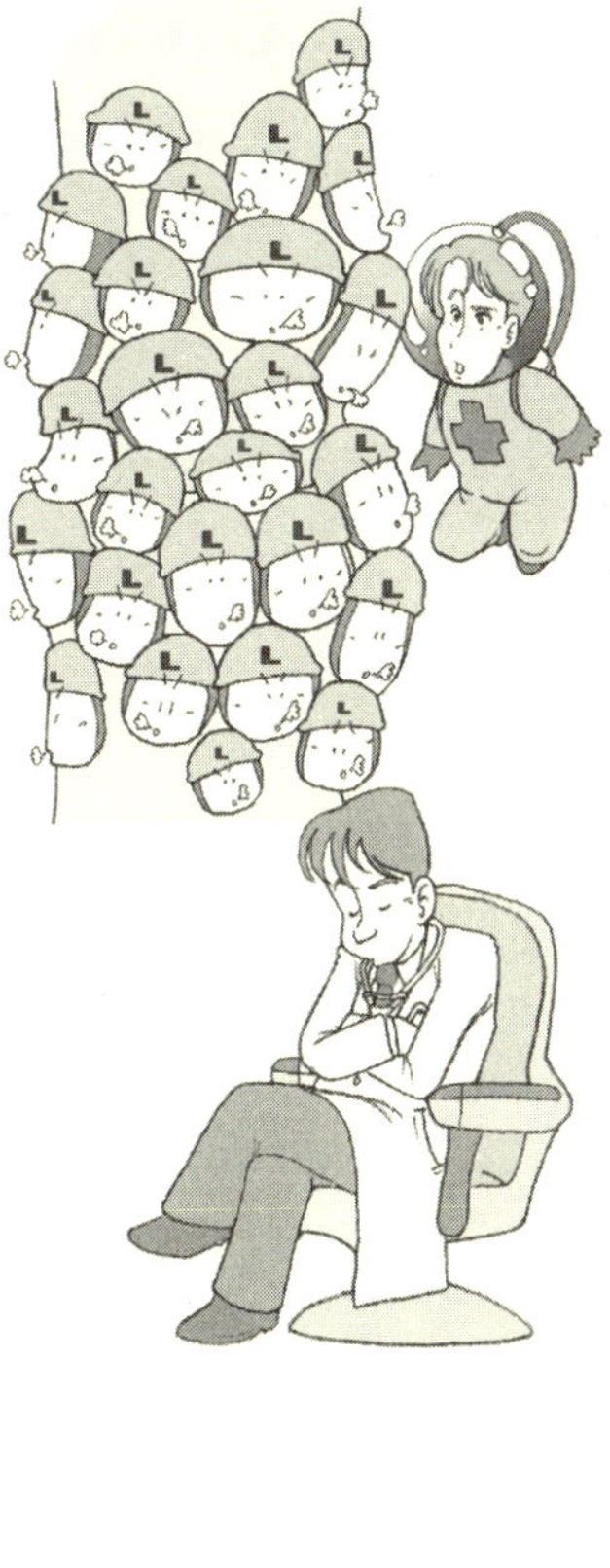

すＴＮＦという物質を放出しているのが見えます。

そのせいで滑膜細胞は傷つき、毛細血管からは体液が滲み出している。青年医師はさっそく、指揮をとっている小隊長にこう聞いてみました。

「ちょっと、ちょっと、あなた方はどうして、自分たちが守るはずの味方の細胞を攻撃しているのですか？」

小隊長が面倒くさそうに答えました。

「こいつらは味方なんかじゃないさ。ほら、よく見てみろ。細胞の表面にも内側にも、ヘンなものをくっつけている。こんなものをくっつけているのは味方じゃない証拠だ」

「ヘンなもの？」

青年医師が聞き返すと、小隊長は黒い小さな粒状の物を彼に示しました。青年医師が拡大鏡で見てみると、どうやら金属イオンのように思われました。小隊長が言うには、何でもこの黒い粒がついている細胞は「敵（異物）とみなし取り除くように」という命令が作戦本部から出ているのだそうです。

青年医師はリウマチの原因が一つわかったような気がしました。そして「いい機会だから、もっと体の中を探検して、いろいろ調べてみよう」と思いました。

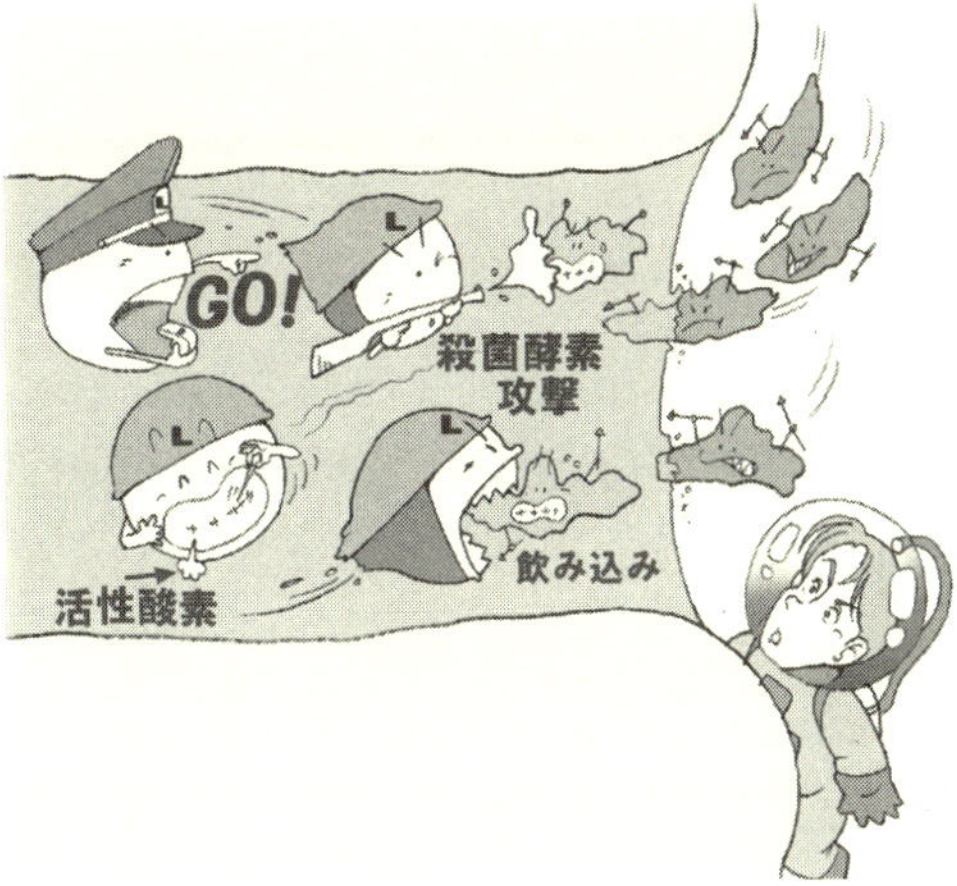

正常な免疫活動を邪魔しているものは何?

次に青年医師がやってきたところでは、前とは戦いの様子が違っていました。

ひっきりなしに関節に入り込んでくる細菌の群れを、さっきのリンパ球とは別の好中球、貪食細胞という免疫細胞の兵隊たちが、殺菌酵素を噴出したり、飛びかかって大きな口で飲み込んだりして殺している。

「ああ、これは体にとって正常な防御活動だな」

青年医師はそう思いました。ただ、大量に活性酸素が放出され、ここでも滑膜細胞が傷つけられています。

青年医師は、この軍団の小隊長を見つけて、質問をぶつけてみました。

「お役目、ご苦労さんです。悪い細菌をやっつけるのはわかりますが、滑膜細胞は傷つけられてしまっていますね」

小隊長は憮然とした表情でこう答えました。

「この体が、風邪を引いたり、細菌がついた食物を食べると、血液に乗って細菌がウヨウヨやって来るんだ。細胞の外にいる菌はすぐわかるので殺しやすいのだが、遺伝子の中にもぐり込むウイルスや忍者のように細胞の中にじっとかくれている細菌はやっつけにくい。全部処理するのは大変なんだ」

突然、小隊長が小さく叫びました。

「アッ、またかよ。参ったなあ。これをやられると俺たち動けなくなるんだ。細菌やウイルスが勝手にのさばりだしてしまうぞ」

そこへ兵士たちもやってきて、

「あ~あ、これじゃあ応援も呼べないし、武器も使えなくなる。困るなぁ」と口々に嘆いています。

何が起きたのかと、青年医師が彼らの視線の先を見てみると、薄いスモッグのような物

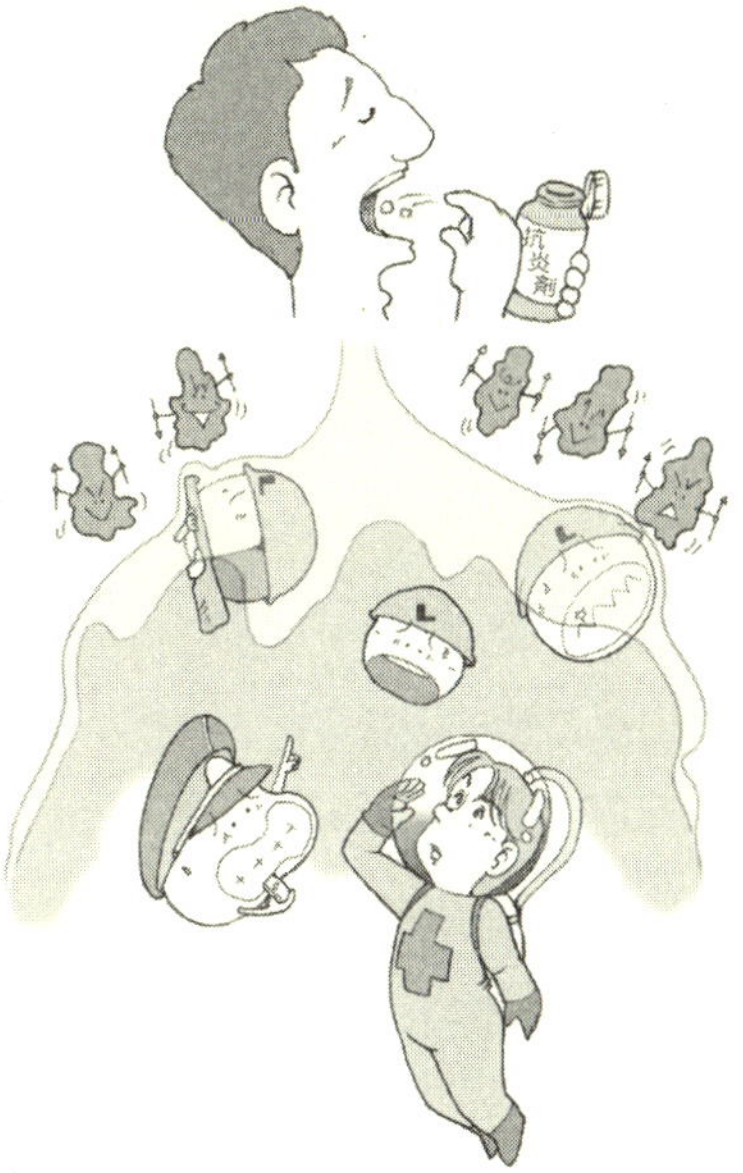

が血液の中を漂っています。

「あれはいったい何なのですか?」

「この体の持ち主が薬として取り入れた抗炎症剤やステロイド剤だよ。これをやられると、われわれは元気に動き回れなくなる」

小隊長は苦りきった顔でこう続けました。

「もうしばらく我慢していてくれれば、われわれが敵を始末できたのに。この体の持ち主は、いつもこうやって邪魔をするんだから」

「なるほど、あなたの気持ちはよくわかりますよ」

青年医師がうなずくと、小隊長はこんなことを言いだしました。

「でも、これくらいはまだいいほうなんだ。最近はわれわれの主力武器であるＴＮＦを完全に無力化してしまう薬ができたらしい。それが体に入ってくると、体の中に潜んでいた結核菌が急に暴れだしたり、遺伝子が傷ついて、がん化し始めた細胞を排除できなくなる恐れがある。そんなことになったら大変だけど、どうやらそのような事態も体の他の部位では起きてきているらしい」

関節細胞がいちばん困っていること

少しずつ事情が飲み込めてきた青年医師は、リウマチの痛みが指から起こってくることが多いので、今度は指関節に移動してみました。そこは冷え冷えしていて、血液もサラサラ流れていない様子でした。

「なんかここは寒いですね」

青年医師がそばの関節細胞に声をかけると、こんな答えが返ってきました。

「そうなんだよ。いつも冷えて栄養状態も悪いもんだから、血液に乗って集まってきた細菌やウイルスが居座って困るんだよね」

別の関節細胞が青年に訴えるようにこう話しかけます。

「私らは一日中動いて、自分に与えられた役目を全力で果たしているのに、この体の持

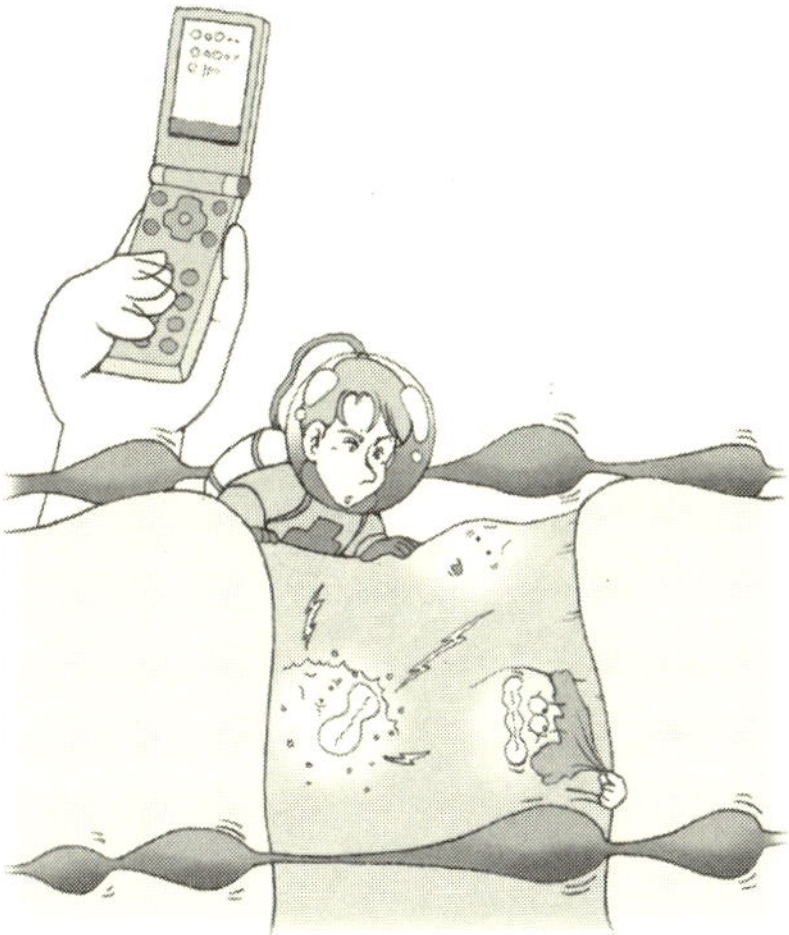

ち主はメンテナンスをちゃんとしてくれないんです」

こんな愚痴をこぼすと、そばの関節細胞たちも我が意を得たりとばかり言いだしました。

「最近、この体はパソコンや携帯を長時間使うものだから、緊張が続いて血液の流れがますます悪くなってさあ。それだけでも困るのに、金属の粒がくっついた細胞には、電波が吸収されてピリピリとすごく気持ちが悪い。あなた、医者だそうですね、それなら帰ってこの体の持ち主にそのことを伝えてくださいよ」

「私のところは、血流が悪くなったせいで、流れてきた化学物質がこびりついて離れないんですよ。化学物質は血液からだけじゃなく、皮膚からも滲み込んでくるんだから、もうたまりませんよ」

別の細胞も身を乗りだしてきました。

「こんな機会はめったにないと思うから言っておくけど、われわれ細胞は、悪環境の下でも懸命に働いているんです。なのに、われわれの味方であるはずのリンパ球の兵隊は、ちょっと細胞の顔つきが違うというだけで、われわれを攻撃するんです。これは止めてもらいたい」

泣かんばかりの訴えは青年医師の心にずしりと響きます。

「皆さんの気持ちはよ～くわかりました。何とか私がこの体の持ち主に伝えてみますから、ほかに何か言いたいことがあったら、遠慮なく言ってください」

「じゃあ、言わせてもらうよ。私はね、外からやってくる金属や細菌、ウイルス、化学物質、電磁波もいやだけどね、いちばん困るのは、実はこの体の持ち主が、自分で作りだす毒素なんだ」

「それは、どんな毒素ですか？」と青年医師が聞く。

「アドレナリンとかノルアドレナリンさ。体の持ち主が怒ったり、嫌ったり、イラついたり、過度に緊張したり、その他マイナスの気持ちを抱き続けると、この毒素がどんどん出てくる。この毒素が増えてくると、血流が極端に悪くなって、外敵に抵抗できなくなってしまうんだ」

兵隊たちや関節細胞の意見をいろいろ聞かされ、青年医師の脳裏には、リウマチと呼ばれている現象の実体がかなり見えてきました。

「よし! これらの意見を参考に、新しいリウマチの治療法を構築してみよう」……そう思ったとたん、青年医師は目を覚ましました。夢で知った内容は、西洋医学の知識に照らしても矛盾はないと思えたのでした。

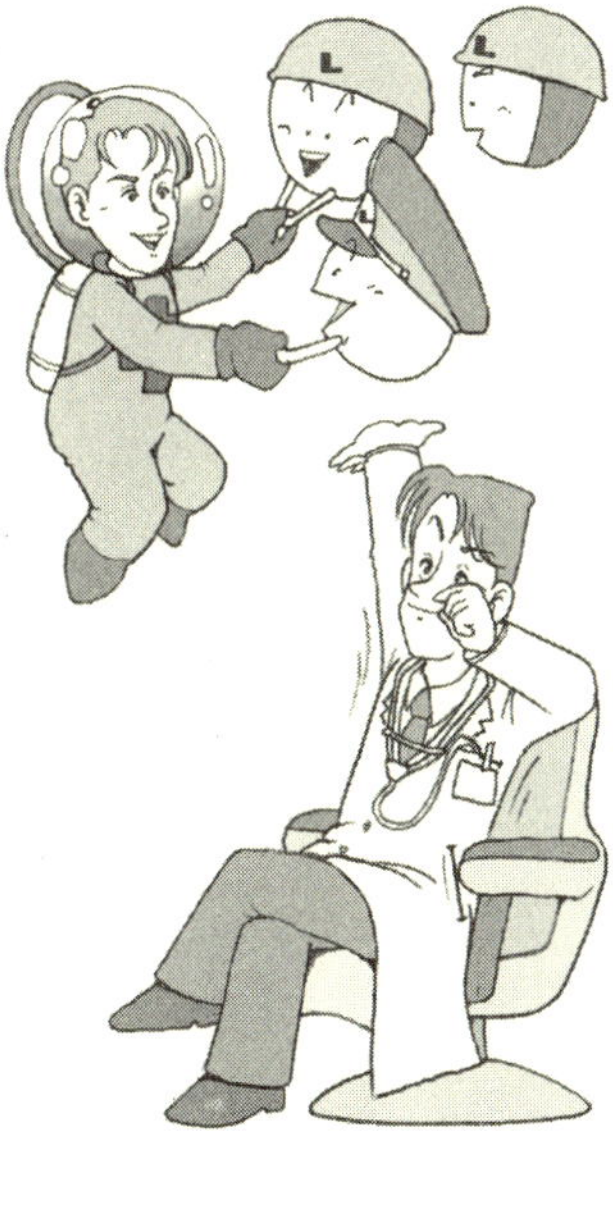

リウマチは治るかもしれない

矢山クリニックでは、東洋医学の発想で、つねに全身の体質改善を図る医療を行ってきました。その結果、来院されたリウマチ患者さんの中には「予想外の改善効果が得られた」と喜んでいる人がおおぜいいます。

当院はホロトロピック医療として、歯科と医科の統合を目指しています。

歯科金属から発生する電流が交感神経の緊張を引き起こしていると考えられるので、歯科金属を除去して生体適合性の高いセラミックスなどに換える治療を、難病・難治症の患者さんにも勧めることがあります。

歯科金属からの電流は「ガルバニック電流」と呼ばれ、歯科の教科書に載っていますが、患者さんは電流を自覚していないために、歯科治療を全員が行うというわけではありません。慢性関節リウマチの治療途中、口腔内の金属除去を内科的リウマチ治療と並行して行い、約半数の患者さんがリウマチ使用薬の中止あるいは減量できたことが明らかになっています。

当院では、西洋薬と漢方薬も同時に使用していますので、この臨床経過がすべて金属除去によると結論することはもちろんできませんが、こと慢性関節リウマチに関していえば、「この病気は一生治らない」から、うまくいけば「治る可能性がある」「薬も止めるか減らすことができる」と患者さんに伝えてもよい根拠を提出できたと思っています。

それを裏書きするデータを次に示しました。

当院には平成十三年十二月から平成十七年四月までの間に、慢性関節リウマチの患者さんが百九十九名受診されています。うち七十三名が歯科治療を開始、四十三名が当院のアンケート調査に協力してくれました。さらに、四十三名中、三十六名が歯科金属をはずしました。その統計データを、次の図1～4に示しました。

これによると、「関節痛」や「リウマチ薬の軽減」で大きなよい変化が出ていることがわかります。この二つは、リウマチ患者さんにとって最大の願望なのです。痛みが減り、薬が減って副作用の心配が減ることは、西洋医学でのリウマチ治療の目標にもなっていることは先に述べました。リウマチ患者さんだけでなく、リウマチ医療に従事している医療者の方々にも、このようなアプローチを知っていただければありがたいと思っています。

図１　歯科材料

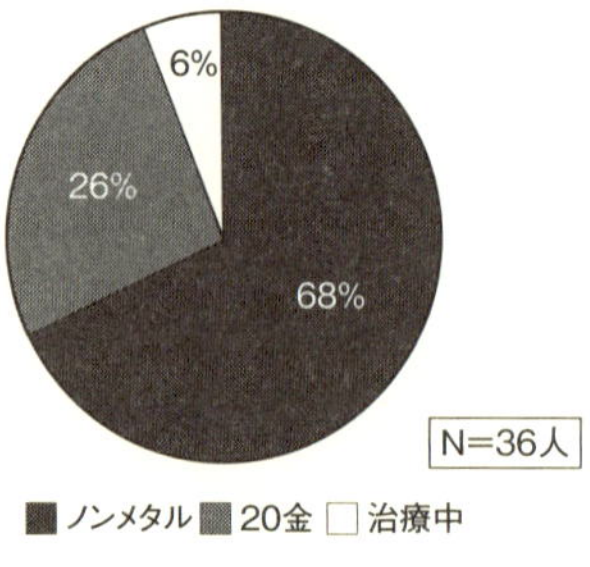

金属除去後に使用した歯科材料はノンメタルが 68%、20 金が 26%、治療途中が 6%でした。20 金は体調や口腔内の衛生状態によって電流が流れるので、当院ではノンメタルを勧めています。歯科金属がある方は、食後にしっかり歯をみがくと電流の発生が少なくてすみます。

図２　関節痛の変化

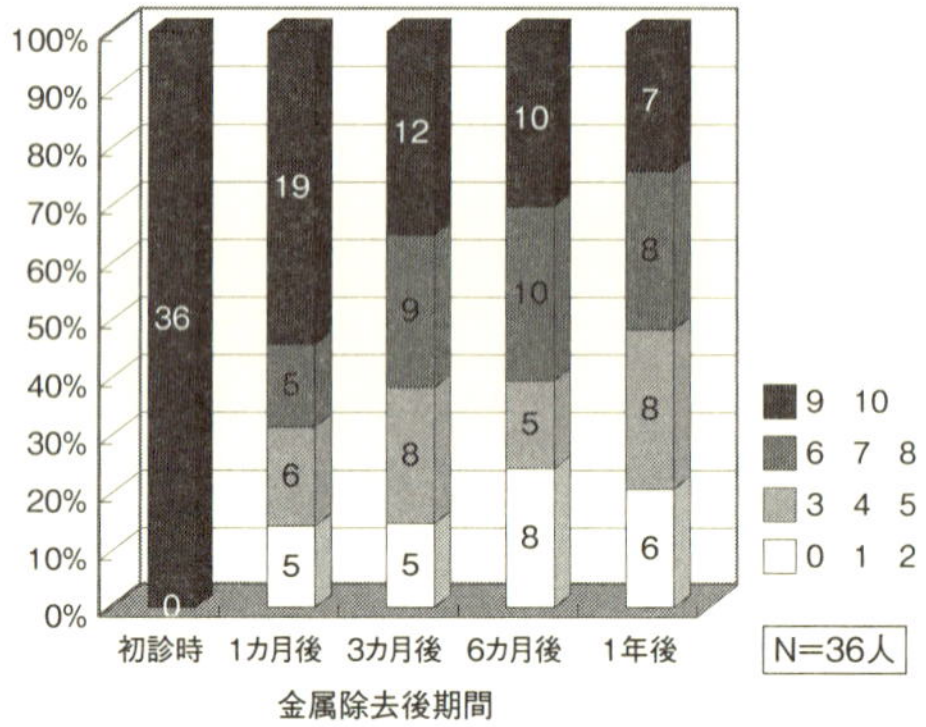

金属除去後の痛みの変化は、除去１カ月後で 46%の方が、10 の痛みが８以下に軽減しており、３カ月後には 65%の方が８以下の痛みとなっています。さらに時間の経過とともに痛みが改善していき、１年後には 48%の方が５以下（初診時の半分以下）に改善しています。

図３　リウマチ使用薬の増減

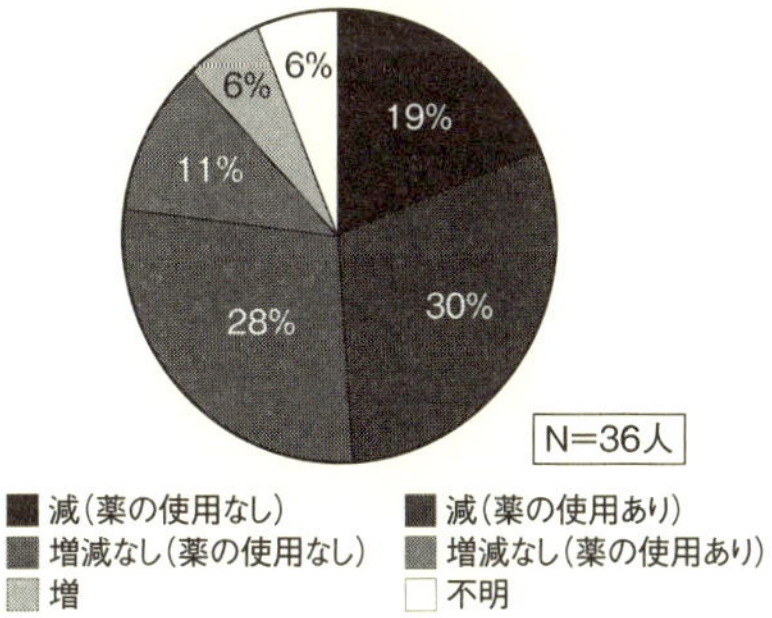

初診時と比べて49%の方のリウマチ使用薬が減っており、19%の方はまったく薬を使用しないですんでいます。この結果を図２の結果と合わせて考えると、西洋薬、漢方薬による治療に加えて歯科金属を除去すると、関節痛が軽減していき、約半数の方がリウマチ薬の副作用を軽減できる可能性があるということです。

図４　歯科治療満足度

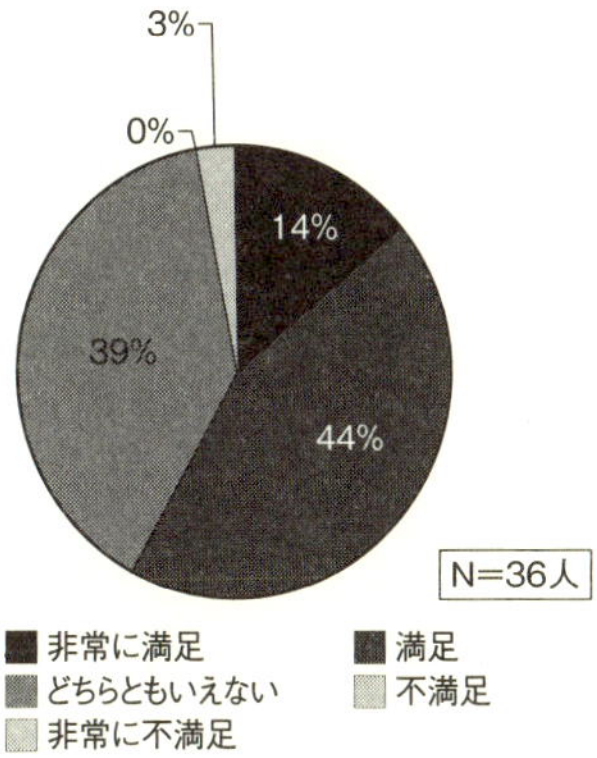

歯科治療に対する満足度は、14%の方が「非常に満足」、44%の方が「満足」と答えており、約６割の方が「満足している」という結果が出ています。しかし39%の方が「どちらとも言えない」と答え、３%の方が「不満足」と答えられている。不満足の理由はハイコストと説明不足が影響していました。

リウマチ患者さんに歯科医療を勧める理由

ここで一つ、読者の皆様にぜひとも了承していただきたいことがあります。それは当院における歯科治療が「リウマチの一連の治療として行っているのではない」ということです。歯科治療は、あくまで「歯科金属から発生するガルバニック電流が交感神経の過剰な緊張を引き起こす」のを正常化することを目的としています。

一千人以上の患者さんの歯科金属からのガルバニック電流を測定してみて、平均350ミリボルトものガルバニック電流が生じていることが明らかになってきました。心電図において3・5ミリボルトを超えると「心肥大」と判定されることから考えてみても、350ミリボルトという値が生体にとって大きな負担になっていることは、容易に理解できます。

歯科金属から発生した、心電図のピーク電圧の百倍以上もの電圧をもつガルバニック電流によって生じるさまざまな症状を「ガルバニック電流症候群」と私たちは呼んでいます。

電流を測定したあとに、特殊な装置によって急速に電流を除去すると、直後から約九十%の方の慢性の不快症状（頭痛、肩こり、目の疲れ、だるさ、腰痛、膝痛、手足の冷えなど）が改善されることが確かめられています。これは交感神経の過剰な緊張がとれたために生じた現象と考えられるのです。

また、歯の神経を抜いた歯根の周囲に慢性の感染病巣があって、ここから常時細菌が流れだして、他の部位に悪影響を及ぼしている場合もあります。これらの事実をふまえて、矢山クリニックでは、歯科医と内科医が緊密に連絡を取りあって一人の患者さんの治療にあたっています。

ガルバニック電流に関しては、残念ながら歯科医療界ではまだよく認知されていません。まして、一般の患者さんたちが理解するのはかなり難しいでしょう。また、ガルバニック電流症候群が直接リウマチの原因であるともいえません。

では、なぜ歯科医療を勧めるのか。それは本書の冒頭（はじめに）で図示した病気の根本原因である「正気《せいき》の虚」を改善して、生体全体を健康へ向かわせるという、東洋医学の発想を組み入れた医療の考え方によります。

このように当院でのリウマチ治療は、東洋医学と西洋医学、歯科と医科を統合した治療体制で臨んでいます。西洋医学の治療法を否定することなく、いままでの服薬をすぐに中断するのでもなく、ホロトロピックなアプローチをしているうちに、しだいに症状が軽くなり、結果的に薬を減らせるようになる。なかには、ほとんどリウマチ薬を使わなくなった例も少なくありません。

リウマチの漢方による治療を求めて当院を受診された四十代の女性患者さんは、歯科金属からのガルバニック電流が450ミリボルトもありました。

その後、彼女は専門の歯科医にかかってノンメタル歯科治療を行った結果、半年間で、右足首にわずかな痛みを残す程度まで改善しました。この間、鎮痛剤は徐々に減らして、後に漢方薬のみで治療ができるようになりました。

三十六歳で卓球を始め、三十九歳でリウマチと診断された女性がいました。まず手足の腫れからはじまり、「何なのだろう」と思っているうちに右肩まで痛くなって、病院へ行くとリウマチと診断され、卓球を止めるように言われました。

痛みがそれほど強くなかったので、痛み止めを飲みながら卓球を続けていると、こんどは足が痛くなり医師から「もう卓球を止めるように」と再度言われました。そこで生きがいになっていた卓球を止めたくない一心で、雑誌で知った私のクリニックにやってきたのです。

まず歯の治療を行い、水や食べ物にも気をつけ、漢方薬療法も取り入れるようになると、以前は6・0もあったCRP(炎症反応)が3・0になり、やがて1・0になったのです。六十代になった今、卓球では大きな大会で活躍するほどの腕前を発揮しています。

現在行っている治療は、症状の変化に合わせた漢方薬と、前医から服用していた薬を徐々に減らしながら、安定した症状を保っています。

彼女が最初に受診されたとき、「卓球はどうぞお続けください」と言いました。人は好きなことをやるのが一番だというのが私のモットーだったからです。今も受診されると、彼女は卓球大会で活躍した話を私にしてくれます。

「治らない」とされているリウマチに、気持ちで負けない彼女の前向きな姿勢が、症状の改善に役立っているのは明らかです。彼女の目標は西洋医学の薬物をもっと減らすことですが、この望みはきっと叶えられると思います。

西洋医学だけに頼っていられないわけ

急速進行性の慢性関節リウマチで、治療開始時にとても強いCRP(炎症反応)が出ている四十代の女性患者さんがいました。

生体の中で生じる炎症には、細菌感染時に見られるような、赤く腫れて熱を持ち、強い痛みが伴う好中球による炎症と、アレルギー性鼻炎に見られるような痛みはそれほど強くなく、組織の水腫が主となるリンパ球性の炎症があります。

リウマチ治療が難しいのは、この両タイプの炎症が混在しているためです。このような患者さんの場合、さまざまなアレルギーの原因を除去していくことと、細菌感染に対する抗生剤、食品やさまざまな生活環境から入ってきた殺虫剤や除草剤などの化学物質がそれ以上入ってこないような食生活、日常生活の改善も必要になってきます。

この患者さんの場合、前の病院でプレドニンというステロイド薬を処方されていましたが、当院で治療するようになってから、ライフスタイルの改善に取り組んだおかげで、早期にプレドニンの量を半減させることができ、最終的にはプレドニンを中止することができました。

プレドニンは、本当によく効く薬ですが、使い方が難しい薬の一つです。細菌感染を誘発し、胃腸を痛め、副腎機能の低下をまねく場合もあります。できるだけ使う量を減らしたい薬ですから、この薬から解放されただけでもよい結果が得られたといえます。

起きている現象を徹底的に叩くのが、西洋医学の方法です。これでうまくいく病気も確かにあります。たとえば感染症。菌が体内に侵入してきて病気になる。その菌を叩き潰せば治るということで、抗生物質が力を発揮します。このやり方が医療において大きな成果をあげた時期がありました。

あまりに成功したために、医者も患者さんも今の症状を消せばいいと思いこんでしまったのです。だが、この方法では通用しない病気ががんであり、難治性の病気であり、リウマチもこの中に入ります。

病気をリニアなものとノンリニアなものとに分けて考えることができます。リニアとは、病気の原因と結果が感染症のように1対1の対応があって、シンプルに理解できる病気のことです。感染症は原因がわかっているので、それをやっつければ治る。西洋医学がもっとも得意とする分野です。これに対してノンリニアとは、複数の原因がからまって起こる病気です。

犯人が複数ですから、対症療法中心の西洋医学ではうまく対処できない。今はこのような、犯人複数の病気が増えています。だから、西洋医学の発想だけで診ているのではなかなか根本的に改善しません。

ノンリニアは複雑系という、現在の最先端科学の考え方なのですが、漢方の発想がまさにそうなのです。漢方は、患者さんの全体の証（病気の状態や患者さんの体質などを総合したもの）を見て、「こうだろう」という仮説をまず立てます。

そして漢方薬や鍼灸などの東洋医学の手法で治療していきます。それで証がいいほうに変わればそのまま続け、治癒へと導いていく。良くなかったらもう一回証を見直し、別の治療法を試す。そうすることで、複数の病因を軽減していき、治していくことができるのです。これを複雑系を制御する手法ということができます。

西洋医学の場合は、体質のような数字で表せない条件は切り捨て、ある診断名をつけ、薬を決めてしまいます。効果が出ないと、より効き目の強い薬に変えていく。その結果、特定の症状には効果が得られても、一方で副作用というマイナスを生じさせてしまいます。例えば、西洋医学で糖尿病と診断されれば治療は同一ですが、漢方で体質を診ると、太った糖尿病患者と痩せた糖尿病患者はまったく別の治療が必要です。

感染症には向いていても、感染症以外の病気もたくさんありますから、西洋医学の力を発揮できる範囲は限られてきます。リウマチのようなノンリニアな病気に対しては、西洋医学だけでは難しいという意味がこれでおわかりでしょう。

アメリカにおけるリウマチ治療の新潮流

『関節痛・リウマチは完治する』（D・ブラウンスタイン著、氏家京子訳、中央アート出版社）――この本は、リウマチに悩む方々、リウマチ医療に携わる方々にぜひお読みいただきたい。

私は、本書の『リウマチがここまで治った！』を執筆する途中でこの本に出会い、おおいに勇気づけられました。

同書では、関節炎の原因として、マイコプラズマをはじめとしたさまざまな細菌の慢性感染が関与しており、これに対して抗生剤を適切に使う方法が示されています。細菌が関節リウマチの原因の一つになっていることは、患者に特定の抗生物質を投与すると、約四割が快方に向かうと米リウマチ学会などが指摘しています。

これに関連した新聞記事があります。平成十八年一月五日付「日経産業新聞」によると、バイオベンチャーのバイオテック社が、リウマチ患者の関節組織に含まれる遺伝子を解析し、「マイコプラズマ・ファーメンタンス」と呼ぶ細菌を発見、この細菌が作る「ＧＧＰＬ３」

と呼ぶ特殊な炎症性の脂質を見つけました。そして、リウマチ患者の約四割近くの症例でこの炎症性脂質があることを突き止めたのです。

これはどういうことかというと、先のアメリカのリウマチ学会が指摘している「細菌が関与したリウマチ」を診断できるとともに、その患者さんに有効な抗生物質を投与することが可能になるということです。

我々も、リウマチ患者の臨床経過を観察するなかで、風邪をひいた後にリウマチが悪化する場合が多いことから、細菌やウイルスの感染がリウマチの原因の一つであろうと考えています。

このような最新の科学情報を背景に、リウマチ患者さんの食生活を詳しく問診してみると、加熱されていない食品を多量に食べている場合が多いようです。このような場合、「生ものを食べるのを止めてみてください」と提案するようにしています。それで症状が軽くなれば良いことだし、生ものを止めていたのについ食べてしまって症状が再度悪化した場合、生ものの中に入っている潜在感染を起こすような弱い菌がいて（食中毒を起こすような毒性の強い菌ではない）、それが関節に炎症を生じさせているのではないかと推定されます。

ブラウンスタイン博士は、著書のなかで、関節炎の原因になりうる感染原因として、細菌、ウイルスを挙げています（次ページ参照）。

細菌感染がリウマチの原因の一つと聞いて疑問に思われる方は、リウマチの検査として重要な「CRP」を思い出してください。CRPとは、肺炎球菌のC蛋白に結合するC反応性蛋白のことです。これは、肺炎球菌以外の感染に際しても急速に増加するので「急性期蛋白」と称され、バクテリアに結合して、補体という免疫反応物質を活性化することにより、食細胞がバクテリアを取り込む作用を高める働きをしています。このことから、リウマチに細菌の感染が関与していることはほとんど自明ということができるでしょう。

次にブラウンスタイン博士は、水銀、鉛、ヒ素、カドミウム、ニッケル、アルミニウムなどの金属汚染にも注目し、検査法や対処法を述べています。これも第一章の青年医師の夢に出てくる、リンパ球が金属の付着結合した細胞を攻撃するシーンに通じます。

さらに博士は、日本ではまだ一般的でないホルモン補充療法も非常に有効であると解説していますが、これは今後勉強していきたいと思っています。

以上紹介してきたように、アメリカでもリウマチ治療に新しい潮流が起こってきているようです。日本には、これに加えて、東洋医学という素晴らしい知的財産がありますので、次章ではそれを西洋医学とともに解説していきます。

関節炎の原因になりえる感染原因a

- **黄色ブドウ球菌**（特に鼻粘膜と皮膚にみられる一般的な種）
- **連鎖球菌属**（一般にヒトその他の動物の口腔・腸管、乳製その他の食品、発酵植物液中にみられる）
- **ナイセリア属**（これらの細菌は動物の寄生体）
- **カンジダ属**（自然界にみられるイースト状真菌の一属。そのうちの数種は、ヒトの皮膚、糞便、膣や咽頭の組織から分離されるが、鵞口瘡カンジダC.アルビカンスの源は消化管である）
- **ヒト結核菌**
- ボレリアブルグドルフェリ（ヒトのライム病、およびイヌ、ウシ、また恐らくウマのボレリア症を起こす菌種）

関節炎の原因になりえる感染原因b

- **梅毒トレポネーマ**（ヒトの梅毒の原因種）
- **真菌**（多様な形態をもつ酵母およびカビを包含する）
- **クラミジア属**（クラミジア科の単一属で、オウム病・リンパ肉芽腫・トラコーマ群のすべての病原体を含む）
- **ブルセラ属**（寄生性で、すべての動物組織に侵入し、生殖器、乳腺、気道、腸管の感染を引き起こし、ヒトおよび多種の家畜に対して病原性を示す）
- **コクシエラ属**（リケッチア目の濾過性細菌の一属。細胞内では感染細胞の細胞質内に、細胞外では感染ダニの体内に生息。ヒトおよび動物に寄生）
- **マイコプラスマ属**（マイコプラスマ科の細菌の一属。一般にヒト、動物に見出され、寄生性で病原性がある）
- **B型肝炎ウイルス**（ヘパドナウイルス科のDNAウイルス。ウイルス性B型肝炎の病原体）
- **パルボウイルスB_{19}**（パルボウイルス科に属す20nmの単鎖DNAウイルス。伝染性紅斑〈リンゴほっぺ病、第5病〉と溶血性貧血患者の再生不能危期に関与）
- **ヒト免疫不全ウイルス**（細胞傷害性レトロウイルス。後天性免疫不全症候群、エイズの原因ウイルス）
- **リケッチア属**（通常、シラミ、ノミ、ダニの細胞質内にいる。病原種はヒトや動物に寄生する）

出展：『関節痛・リウマチは完治する』（D・ブラウンスタイン著、中央アート出版）第2章より

第二章

東洋医学と西洋医学のリウマチ治療法

東洋医学はどういう診察法をとるか

東洋医学は、西洋医学とまったく違う考え方から発達した長い歴史をもつ医学です。同じ病気を治療するのでも、人それぞれの体質に合わせて治療法を決定するオーダーメイド医療が東洋医学の特徴で、同じ病気なら同じ治療をするのを基本とする西洋医学と大きく異なります。

矢山クリニックでは、西洋医学的診断と同時に東洋医学的診察も行います。東洋医学には次の四つの診察方法があります。

①望診……患者さんの顔色、肌のつや、肉付き等を目で見て診察する（視診）
②聞診……鼻で患者さんの体臭や分泌物のにおいを嗅ぎ、耳で声や呼吸音、咳、お腹の音などを聴いて診察する
③問診……患者さんに病状や既往歴、家族歴などを聞いて診察する
④切診……患者さんの脈を取ったり、お腹に触れたりして診察する（触診）

この四つの診察方法「四診」を行い、患者さんから発信される全身の情報を集約整理し、

総合的に判断して「証」を決定します。

証とは、漢方で体力、抵抗力、症候など患者さんの状態を考慮した治療方針のことです。証の決定のためには、「陰陽」「虚実」「表裏」「寒熱」の八つの要素である「八鋼」を判断、診断基準とします。

陰陽とは、病気に対する抵抗力の強弱、病気の経過を示すものです。病気が進行して体力が衰え、新陳代謝が低下し、体が冷えている状態を「陰証」といいます。反対に、病気になったとき、まだ体力があり、新陳代謝が亢進して熱のある状態のことを「陽証」といいます。

虚実とは、患者さんの体力の質的な充実度を表します。痩せ型で体力が弱く、病気がちなタイプが「虚証」、がっちりした体格で、体力もあり、元気なタイプが「実証」です。

表裏とは、病気の起こっている場所を意味します。東洋医学では、病気はまず体の表面から始まり、進行するにしたがって、深部にある消化器に及ぶものと考えられています。「表」とは皮膚、「裏」とは消化器など内臓のことをいいます。

寒熱とは、体が熱くなっているか、寒くなっているか、ということです。西洋医学と違い東洋医学では、熱があっても、患者さんが寒がったり、手足が冷えたりしていれば「寒証」とし、体温は低くても、患者さんが熱いと訴えたり、冷たいものをほしがるような場合は「熱証」とします。

病気は「気・血・水」のバランスの崩れから起こる

東洋医学では、病気は何らかの原因で体に循環する「気・血・水」が偏重し、多すぎたり足りなくなったりして、バランスを崩すために起こると考えます。

気とは、生命エネルギー全般と、その代謝、循環のことを指します。気が足りない状態を「気虚」といい、邪気が体に蓄積した状態を「邪実」といったりします。

血とは、血液と血液に類する栄養分の代謝循環のことを指します。血が足りない状態を「血虚」、血が滞った状態、うっ血した状態を「瘀《お》血」といいます。

水とは、体内の水分とその代謝、循環のことを指します。水が体のどこかに偏在する状態、代謝異常を「水毒」といいます。水毒はまた「水滞」ともいい、下痢、浮腫、口渇、乏尿などは水毒の状態です。

経穴（つぼ）と経絡治療について

人体は「内臓、皮膚（体表）反射」といって、体に異変が生じると、皮膚の特定の場所に変化が現れます。

この場所を一般的に「ツボ（経穴《けいけつ》）」といっています。変化が著しい場合には、その場所にしこりができたり、抑えると痛んだりします。

このツボに、鍼やお灸、指圧などの治療刺激を与えると、今度は逆に「皮膚（体表）・内臓反射」が起こり、体に生じた異変を修復しようとする自然治癒力が発現します。ツボは病気の診断ポイントであり、治療のポイントでもあるのです。

ツボは全身に三六五種類存在するといわれていますが、独立して存在しているわけではなく、全身にネットワークを形成しています。

病変部位とは離れたツボにも異常が現れますし、そのツボを治療することによって、病変部位を正常化することもできます。

この経穴のネットワーク、経穴を連結するルートを「経絡《けいらく》」と呼びます。経絡に気のエネルギーが滞りなく、かつ過不足なく循環すると、人は健康な状態を保つことができます。主な経絡は十四あります。五臓（肝、心、脾、肺、腎）、六腑（大腸、小腸、胆、胃、三焦、膀胱）と心包（一般的には心の臓を包む袋）を通る十二の経絡（十二正経）と、体の正中線上、前面を巡る「任脈」と後面を巡る「督脈」の二つです。

ちなみに心包、三焦は、現在では自律神経、免疫、ホルモンの働きを現していると考えられています。

ツボや経絡は、通常目に見えませんが、治療家はそれを触覚で感じることができます。手の感覚を鋭敏にして、ツボの位置や経絡の気の流れを判断します。

ツボは通常、針の穴ほどの大きさですが、身体に異変が生じると、大きく開いてきます。開いたツボにエネルギーが不足していれば、それを補う刺激を加え（補）、エネルギーが過剰であれば、それを抜く刺激を加え（瀉《しゃ》）、そのツボにエネルギーの過不足がない状態になるように治療します。

これを「陰陽、虚実の平衡化（ゼロ化）」と言います。ツボを刺激する方法としては、鍼、灸、按摩、指圧、金属粒、レーザーなどがあります。

漢方薬を用いたリウマチ治療

東洋医学でリウマチは、風、湿、寒三つの「外邪《がいじゃ》」が体内に侵入し、健康を維持している「気・血・水」の流れを滞らせて起きる体質病、という捉え方をし、証としては「痺証《ひしょう》」と呼ばれています。

そのため、リウマチの漢方治療は「外邪」に作用する処方を用いて行います。

風邪の解消には、桂皮《けいひ》、葛根《かっこん》、麻黄《まおう》、防風《ぼうふう》などの生薬を組み合わせた漢方薬を、湿邪に対しては、白朮《びゃくじゅつ》、茯苓《ぶくりょう》、防己《ぼうい》、耆《ぎ》などを配合した漢方薬を、寒邪には、乾姜《かんきょう》、生姜《しょうきょう》、附子《ぶし》など生薬で作られた漢方薬を用いて治療します。

また、これらの生薬の効果を高めるために、肝臓の解毒力を高めるといわれている「柴《さい》胡《こ》剤《ざい》」や、血流を改善し、血の滞りを整える「駆お血剤」なども併用したりします。関節の痛みや腫れを和らげたり、全身の症状の改善を図ると同時に、体質改善も並行して行うのが西洋薬と違った漢方薬の大きな特徴の一つです。

口の渇き、発汗、関節に熱感があるような実証タイプの人には、「越婢加朮湯《えっぴかじゅつとう》」などを処方します。

体力が弱く、手足の関節や筋肉に痛みがあり、血色が悪い人、発汗傾向にあり、のぼせ、尿量の減少、手足が冷えるような虚証タイプの人には、「桂枝加朮附湯《けいしかじゅつぶとう》」を処方します。

さらに栄養状態が悪く、皮膚につやがなく、痩せ型で体が衰弱した人には、「桂芍知母《けいしゃくちも》湯《とう》」を、関節が腫れて痛み、強直したり、変形したりしている人には、「大防風湯《だいぼうふうとう》」を、色白で発汗傾向になり、尿量が少なくて、疲れやすく、体に冷えがあるような水太りタイプの人には「防己黄耆湯《ぼういおうぎとう》」を処方します。

中くらいの体力、中間症の人は、「越婢加朮湯」と「桂枝加朮附湯」を1対2で混ぜ合わせた「桂枝二越婢一加朮附湯」を、関節に痛みがあり、発汗、むくみ、皮膚のあれ、のぼせ、尿量の減少などがある人には「麻杏薏甘湯《まきょうよくかんとう》」を、関節の痛みが軽い人には、「薏苡《よくい》仁湯《にんとう》」を処方します。

西洋医学的に関節リウマチをストップ

ホロトロピック医療は、全体性に向かう医療、統合医療ですので、西洋医学を否定したりすることはありません。西洋医学にもすぐれた特質があり、良い点はどんどん採用し、他の治療法と組み合わせていきます。

以下に主な西洋薬の特徴や効用、副作用など、使用にあたって覚えておくといいポイントを解説しておきます。

■非ステロイド系消炎鎮痛剤（ＮＳＡＩＤｓ）

この薬は痛み、発熱、腫れなど、炎症を改善する効果のある薬です。西洋医学では第一選択薬として用いられています。

ＮＳＡＩＤｓは、体の中でシクロオキシゲナーゼ（ＣＯＸ）という、痛みに関係する物質プロスタグランジン（ＰＧ）の合成に関わる酵素の働きを阻害して、痛みを和らげます。

ＣＯＸには1型（ＣＯＸ−1）と2型（ＣＯＸ−2）の二種類があります。

ＣＯＸ－１は、胃・十二指腸の粘膜などの多くの生理的維持機能を調節するような、人体にとって好ましい機能があり、ＣＯＸ－２には、炎症部位で炎症や疼痛を引き起こす物質プロスタグランジン（ＰＧ）を作りだすような、人体にあまり好ましくない機能のあることがわかってきました。

これまでのＮＳＡＩＤｓは、ＣＯＸ－１とＣＯＸ－２の両方を抑えるため、痛みが和らぐと同時に胃腸障害（胃炎、胃潰瘍）などの副作用が出る場合があり問題とされてきました。

そこでＣＯＸ－２のみを阻害する「ＣＯＸ－２選択的阻害薬」というＮＳＡＩＤｓが開発されました。最近では、セレコキシブ（商品名セレコックス）が有名です。

■ステロイド薬

ステロイドは、基本的には炎症を速やかに改善する薬です。

効果が著しく、効果発現もスピーディで、痛みや腫れにお悩みの患者さんには非常に喜ばれます。

しかし、ステロイドは根本治療にはなりません。あくまで対症療法に過ぎず、長期に使用していると、重篤な副作用を生じたり、副作用により別の病気が起こったりします。

副作用でよく見られるのが、感染、胃潰瘍、糖尿病、骨粗しょう症、骨折、ニキビ様発疹、満月様顔貌、月経異常などです。

ステロイド薬には、内服薬、注射薬、塗り薬などがありますが、中には上手に使用すれば、副作用もほとんどなく、効果的なステロイド薬もあります。

パルミチン酸デキサメタゾン（商品名リメタゾン）は、ステロイドを脂肪の液に溶解しているリポステロイドという特殊なステロイド注射薬です。

脂肪は炎症部位に集まる性質がありますので、リメタゾンは病変部位に薬効成分が集中します。そのため、副作用が少なく、効果もスピーディで、長く持続します（約二週間）。痛みや腫れを和らげる対症療法を行いながら、原因を改善する根本療法を行うことができます。

■抗リウマチ薬（DMARDs）

抗リウマチ薬は、疾患修飾性抗リウマチ薬（DMARDs）と呼ばれ、炎症を抑えるのではなく、免疫の異常を調整して、関節の炎症や骨破壊などの症状の活動を抑える薬です。

代表的な薬はメトトレキセート（商品名リウマトレックス）、サラゾスルファピリジン（商品名サラゾピリン）、Ｄ－ペニシラミン（商品名メタルカプターゼ）、金製剤、レフルノミド（商品名アラバ）などです。

どれも免疫抑制作用がありますので、免疫作用を正常な状態に戻すことを主眼としたホロトロピック医療では、徐々に減らしていくことを目指しています。

■生物学的製剤

遺伝子工学によって新しく作りだされた最新の治療法です。注射薬で、関節リウマチの症状を増悪させる因子を抑えることによって、関節リウマチの辛い症状を抑制することができます。

関節リウマチを悪化させる因子は、ＴＮＦ－α（腫瘍壊死因子α）と呼ばれている、免疫や炎症に関係するサイトカインと呼ばれる物質の一種です。

関節リウマチでは、ＴＮＦ－αが過剰に産生され、関節炎や関節破壊が引き起こされますので、この因子を生物学的製剤で抑制し、症状をコントロールしようというものです。

インフリキシマブ（商品名レミケード）、エタネルセプト（エンブレル）などがあります。

強い免疫抑制作用がありますので、感染や悪性疾患の発症などの重篤な副作用の出る可能性があります。
また、非常に高価であることも問題点として挙げられます。

■LCAP療法（白血球除去療法）

関節リウマチの関節炎には、活性化した白血球が関与しています。活性化した白血球が関節内に入り込むと、炎症を引き起こす物質を放出し、炎症を起こします。また、活性化した白血球は、関節内にとどまり、炎症を持続させ、軟骨や骨の破壊を引き起こします。

ＬＣＡＰ療法は、血液中の活性化した白血球を取り除き、炎症を速やかに鎮める治療法です。肘または大腿などの静脈から、血液を体外に取り出し、特殊なフィルターで活性化した白血球を除去、血液を浄化し、その血液を体内に戻します。治療時間は約一時間で、これを週一回のペースで五回行います。

多くの関節の腫れや痛みがひどく、薬のみでは十分な効果が得られない関節リウマチの患者さんに「適応」されます。活性化した白血球を除去しますので、薬が効きやすくなり、効果が持続、腫れや痛みが改善します。

ＬＣＡＰ療法は大きな副作用がありませんので、他の治療と上手に組み合わせて、効果を高めることができます。

第三章

デトックス（体内浄化）について

「デトックス」は一般に通じる言葉となりました。解毒（detoxify）のことです。この言葉が一般に受け入れられているということを少し考えてみると、病気に対する意識が徐々に変化しているといえそうです。つまり、デトックスしなければいけないように人体が有害物質によって汚染されてきている、という認識が常識になってきているのです。

環境汚染という現象が存在することに対して異を唱える人は皆無でしょう。そうであるならば、その汚染された環境の中に生活している我々には、汚染された水にスポンジをつけたとき、スポンジも当然汚染されるように、体内環境汚染が生じているのです。その体内環境汚染が、第一章に記されている「正気《せいき》」という自律神経、免疫、ホルモン系の働きを阻害する大きな要因になっているといえます。そこで我々は、希望される患者さんに対して、さまざまなデトックスを行っています。このデトックスは、リウマチを含めたある特定の疾患の、一連の治療として行っているわけではありません。これも歯科治療について述べたように、さまざまな体内環境とその疾患を結びつける科学的根拠が現時点で完全に明らかになっていないからです。

それでは、具体的に解説していきます。

生活の中で、水銀、鉛、アルミニウム、カドミウム、ヒ素など有害金属、ＰＣＢやダイオキシンなどの環境ホルモン物質、こういったさまざまな有害物質が体内に溜まってきています。

この体内環境汚染が、いろいろな病気の原因の一つになっていることが指摘されるようになってきました。

この体内に蓄積されている有害物質を、さまざまな方法で体内から排出させ、体内環境を改善していくのが「デトックス療法（毒出し）」です。

その方法には、

①漢方薬で行う方法
②サプリメントで行う方法
③点滴注射による方法
④ひまし油湿布による方法
⑤ドームサウナによる方法

などがあります。次にその方法を簡単に解説しておきます。

漢方薬デトックス

漢方薬の中には、デトックス効果のある薬剤が数多く存在します。矢山クリニックにも、独自に開発した、まったく新しい漢方煎じ薬があります。

この漢方薬を飲むと、肝臓の解毒力がアップし、便通もより改善され、徐々にデトックス効果が現れます。

サプリメントデトックス

デトックス医療のパイオニア、大森隆史先生が開発されたサプリメント「インナーボディ・マイナス」は、αリポ酸が配合された、非常にすぐれたサプリメントです。後述するキレート効果でデトックスを行います。

点滴注射デトックス

この方法は一般に「キレーション療法」と呼ばれています。

キレーションとは、キレート剤が持つキレート結合作用により、有害金属を体外へ排泄させる治療方法です。

キレートとは、カニのハサミのことです。カニがハサミで物をしっかりとつかむように、有害金属イオンと硬く結合し、体内から引き剥がし、体外へ排泄する作用を持つのです。

前述の「インナーボディ・マイナス」の有効成分の一つ、αリポ酸もキレート剤の一つです。点滴でのキレーション療法には、エチレンジアミン4酢酸（EDTA）というキレート剤を使用します。

EDTAはプラスイオンに提供できる非共有電子対を6対持っており、金属イオンの反応点を遮断して、金属を取り込み、安定した結合体となって尿中に排泄されます。この作用により、体内の有害金属を除去することができるのです。

ひまし油湿布デトックス

このデトックス法を理解していただくため、ちょっと寄り道をします。

二十世紀前半にアメリカで活躍したエドガー・ケイシー（一八七七〜一九四五）という人がいました。彼は目覚めているときは、写真業を営む敬虔なクリスチャン、催眠状態に入ると、超人的な能力を発揮したことで知られています。

あらゆる難病に対して診断と治療法を与えること、あるいは魂の記録（アカシックレコード）を読んで、依頼者の長所や短所、才能や弱点などを、過去世を元に解きあかすことができたそうです。多くの人々が自分の病気、体調不良の原因とその治療法について質問し、彼が回答した記録が現在でも残されています。

その記録は「医療リーディング」と呼ばれ、彼の死後六十年たった今でも、病気治療に役立てられ、現在の西洋医学では「治療法がない」といわれた難病にかかった多くの人々に希望と光明を与え続けています。そのエドガー・ケイシーが勧めた健康法の一つが、ここで紹介する「温熱ひまし油湿布」によるデトックスです。

ひまし油は、トウゴマ（ヒマ）の種子を圧搾することにより作られます。

ひまし油を羊毛や綿のフランネルにたっぷりと染み込ませ、患部や右側腹部に湿布し、専用の温熱器で温めます。

とくに右側腹部にひまし油湿布をした場合、小腸の絨毛《じゅうもう》の働きを活発化、栄養素をより多く取り込み、リンパを生成、さらにその循環が活発になり、リンパ球の活動レベルが向上、免疫機能がアップし、毒素や老廃物を組織から剥がし取り、排泄系に運び去るというデトックス効果が得られます。

エドガー・ケイシー療法家によれば、ひまし油湿布は、毒素・老廃物の排泄力を向上するデトックス効果のほかにも、胃腸のバランスを良くし、内臓器官を活性化したり、内分泌機能を向上させます。また、神経系との調和がとれ、免疫機能が向上したりする作用や効果があるとされています。

ひまし油パックを行った後のフランネルには、体内から排出された毒素が汚れとなって付着しますので、デトックス効果をその眼で確認できる場合があります。

ドームサウナデトックス

遠赤外線ドームサウナを用いて発汗浴を行うと、非常に効率的にデトックス効果を得ることができます。

遠赤外線は、赤外線の中で人体を温めるのにもっとも有効な波長とされています。ふつうにかく汗は体の表面、汗腺からしか出てきませんが、遠赤外線を用いて体を温めると、体の奥深いところ、皮脂腺から脂汗が出てきます。

毒素、老廃物、有害金属、有害化学物質は、通常体脂肪に蓄積されています。このドームサウナで体を芯から温めることにより、皮脂腺から毒素、老廃物、有害金属、有害化学物質を含んだ脂汗を発汗させ、体脂肪内から除去することにより、効率よくデトックス効果が得られるのです。

第四章

歯や呼吸が意外な病気を引き起こす

日本人の九割が口の中に異物を入れている

東洋医学にも精通し、ＦＡＶという診断装置を開発したドイツの医師・フォル先生によると、病気の九割は多かれ少なかれ、歯の影響を受けているとのことです。

これは、歯の治療経験のある人の九割が病気になるという意味ではありません。病気になった人の九割が歯の影響を受けているという意味です。

なぜ、こんなに高い確率で歯が病気と関係しているのでしょうか。それは、歯は治療しても二度と元に戻ることはないため、人工物で補うしかないからです。歯髄をとってしまった歯はいくらきちんと治療を受けようとも、歯髄がある正常な歯とは比べようがないほど、感染の危険が高まるからです。

ごく初期の虫歯、表層に限られた虫歯は、再石灰化といって、唾液により修復されることがあります。しかし、それを超えたものは、再生することがなく、人工物で補うしかありません。

皮膚にケガを負った場合、傷がふさがりやすいよう縫合をして元に戻る手助けをします。最終的には、縫合糸は取り去りますから、傷跡は残ることはあっても、自分の組織で修復されます。

骨折した場合、骨がつながりやすいようにギブスをして固定しますが、折れた部分の骨は、自分の骨の細胞で満たされて修復されます。

骨折の程度がひどい場合は、金属のプレートなどを埋め込む場合がありますが、虫歯の治療の場合、軽度のものであっても、人工物を埋め込むしか方法がないわけです。ですから、治療をきちんと受けて、虫歯の害や歯周病の害がなくなったとしても、治療に使用した材質の何らかの影響が残ることがあると考えられます。

ほとんどの人が、多かれ少なかれ虫歯の治療経験があるはずです。同時に、歯にプラスチック、セラミック、金属類などが入っていると思います。これら歯の治療に使われる材料は、人体にまったく害がないとは言えないのです。

けがや病気のために、体の中に異物を入れることは歯に限りません。関節の治療をして人工物を骨に埋めた人や、義手や義足を利用している人もいるでしょう。しかし、歯とはパーセンテージが違います。今は日本国民の九割以上の人が、口の中に人工物が入っているのです。

人の体は巧妙にできていて、さまざまな機能をこなし、さまざまな条件を満たしています。体の中でもっとも硬い歯は、上下の噛み合わせにより、重い頭を支え、ひいては体全体の重心とバランスを取り、いろんな硬い食べ物を砕き、さまざまな温度や酸性の食物にも対応しています。

歯を治療するとき、そういう多くの機能を阻害しないよう、今ある自分の歯と調和する材質のもので補う必要があります。

強度があるけれど、他の歯にダメージを与えない程度の強度を持ち、ある程度の硬さはあるけれど弾性もあり、なるべく自分の歯と同じような色で長年変形・変色せず、しかし、自分の歯の長期的変化には対応し、さらに体には安全なものが求められるわけです。

しかし、すべての条件を満たすものなどのこの世に存在しません。それだけでなく、安くて手に入りやすいなどの条件をつけると、いくつかの大切な条件に目をつぶらないと、選択できません。

皆さんの口の中に入っている人工物はどのような条件を満たしているものでしょうか。

歯の治療には永久的に使用する詰め物や被せ物から、一時的に消毒目的で使用したり、歯の神経に作用させる薬物などその種類は莫大な数です。

新製品もどんどん開発される中、ほとんどの製品は痛みを早く取る、回数が少なくてすむ、強度がある、その後に虫歯になりにくいなどのニーズに応えるもので、体に害がなく、安全かどうかは二の次です。残念ながら発がん性物質なども、ごくふつうに使用されているのが現状です。

口の中を流れるガルバニック電流

歯にはたくさんの金属を詰めたり、被せたりしてあります。その結果、口の中で唾液を介して、それらの金属から電流が発生しています。口の中の電流は「ガルバニック電流」と呼ばれ、このことは歯科の教科書にもちゃんと載っていますから、ほとんどの歯科医は知っています。

通常は、異種金属がふれあうことで発生しますが、口腔内は唾液で伝導性が高まっているので、一種類の金属でも電流が発生します。また、歯に使用する金属はすべて合金であり、同じ色をしていても組成が違いますので、銀色と銀色の金属間も、金属と粘膜間にも電流は発生します。

銀紙や金属製のスプーンを噛むとピリッとすることがありますが、これが自覚されるガルバニック電流です。

ただし、ガルバニック電流の発生は、その金属の劣化度や唾液の状態に大きく影響されます。歯磨きが足りずに、汚れがいっぱい付着している歯科金属ほど電流発生が大きくなります。また、肉類やジャンクフードを多く食べている場合も電流の発生を大きくします。玄米、菜食に近い和食中心の食生活を送っている人は、同じ金属量でも、電流値が低いことが確認されています。

体に電流が流れているなんて、と驚く人もいるかもしれませんが、心電図や脳波の測定からもわかるように、体は微弱な電流によってコントロールされています。だから体の中の電流すべてが問題なわけではありません。

口の中で発生する電流は、心臓や脳の働きによって発生する微弱な電流と違って、その百倍以上もの大きい値を示すことがよくあります。

この電流が体に影響を及ぼすのです。脳の働きは微弱な電流でコントロールされていますが、脳に近い口の中で大きな値の電流が発生すれば、脳の働きを邪魔する可能性があります。精密機械が妨害電波で誤作動することがよくありますが、口の中のガルバニック電流の害は、これとよく似ています。具体的には、体の痛み、疲れ、不眠、イライラといった交感神経緊張状態として現れます。私たちはこの状態を「ガルバニック電流症候群」と呼んでいます。

しかし、ほとんどの人はそれと気づかないまま、自律神経失調症や更年期障害と診断され、あるいは不快な症状をずっと抱えたままなのです。不快症状が続き、血流が悪くなると、体は機能低下を引き起こします。口の中の金属が原因で体の不調を起こすことは意外に多いものです。

口の中に溜まったガルバニック電流を放電してやると、びっくりするほど簡単に痛みや不快な症状から解放される。そういう事例を私たちは数多く見てきました。

この問題の対策としては、早めの検査と生体親和性のある材料による治療がまず挙げられますが、症状が出ていない場合でも、せめてこれ以上口の中に金属や人工物の異物を増やさないことです。

虫歯を治療したからと安心してはダメ！

歯の治療で、口の中に入れる物の材質は、金属以外にはレジン（プラスチック）、ハイブリッドセラミック（プラスチックとセラミックの混合）、セラミック（陶器）、ジルコニア（セラミックの一種）などがあります。

それぞれに利点と欠点があり、その歯の状態や他の歯との関係、噛む力や噛み癖、口腔内の環境などを考慮して選ぶ必要があります。

歯に被せるものだけでなく、土台や義歯、治療の途中に使う薬品類など、さまざまな化学薬品、化学物質を使わないと歯の治療はできません。体にまったく害のないものだけで歯科治療することは不可能という現実をまずしっかりと頭に入れておいてください。

歯の治療に使う材料のメーカーには、たくさんの商品がありますので、個人個人にどれが合うか、危険でないかを事前にチェックできれば理想的です。

でもメーカー側は自分たちに都合の悪いことはなかなか明かしませんので、歯科医師でさえ、自分が治療に使う材料の患者さんへの真の適性や危険度を細かく知ることはできません。

虫歯の治療というのは、何かの人工物で補うことしかできません。だから「虫歯になったら歯医者へ行けばいい」ではなく、なるべく虫歯にならないようにと考えてください。虫歯になるということは、歯だけでなく、ほかにも多くのリスクを背負うことになるからです。

先進国で歯に対する意識が一番低いのは、残念ながら日本です。薬を大量に消費しているのも日本です。すべての人が安くて一定水準の医療が受けられるようにとできた健康保険制度はよいことですが、病気になったらいつでも病院にかかることができるという気持ちが、病気を予防しようとする意識を低下させていると言えます。

自らの生活を省みることなく、薬に頼り根本原因の除去を考えないと、薬で症状を抑えて、結局は慢性化していくという状態になってきます。

歯についても同じです。悪くなってから歯医者へいっても、たいした治療費もかからないからと、悪くなったところを人工物に置き換えるだけで、原因はそのまま放置。これでは体に負担をかけるばかりです。

虫歯の治療をしたと安心しないでください。治療しないといけない環境にある自分の口の中にもっと危機感を持ってください。歯が健康に与える影響は口の中にとどまらない。全身に及んでいるのです。そのことはガルバニック電流一つとっても容易に理解していただけると思います。

体に優しい歯科治療とはどんなもの?

ところであなたは何を優先して歯科治療を受けたいですか?

審美的(きれい)かどうか、噛みやすいかどうか、長持ちするかどうか、割れないかどうか、残った歯に負担をかけないかどうか、虫歯になりにくいかどうか、歯周病になりにくいかどうか、全身への影響を及ぼしにくいかどうか、早く治療が終わるかどうか、痛みを感じないかどうか……ここでは体に負担をかけない歯科治療という観点から見ていきましょう。

まずどんな歯科治療においても、唯一の根本治療は、歯の治療をしなければならなくなった根本的な原因を改めることです。

呼吸の仕方、生活のリズム、習慣、食生活(食の内容+噛み方)、歯磨きの習慣などを変えないで、どんな治療を受けようとも、またいずれ悪くなります。

口の中が悪化する生活習慣は、体にも負担をかけ、病気を引き起こします。ですから、口の中が悪化するに至った生活習慣を改めることが、もっともリスクが少なくて最大限の効果をもたらす方法なのです。

ここで読者の皆さんが虫歯の治療をされるとき、患者さんの立場で「これだけは知っておいたほうがいい」と思うことを四項目ほど挙げておきます。この際しっかりと覚えておいてください。

まず第一に、治療に使用する薬品、材料は「生体親和性の高いものを使う」ということです。すべての条件を満たすものは自分の歯しかなく、どの材料にもよい点と悪い点があります。ひと言でいうのは難しいのですが、簡単に説明すると、なるべく無金属で治療し、金属にする場合は、アレルギーを起こしやすい重金属を含まない貴金属の合金（ゴールド主体の合金）がお勧めです。

すでに歯科治療をしないといけない段階にある人が、まったくリスクのない方法を選択するのは難しいかもしれませんが、害のあるものはなるべく減らすというふうにお考えください。そのためには広い視野で利点、欠点を考慮する必要があります。

第二に、「噛み合わせを重視してくれる歯科医院で治療する」ということです。噛み合わせの狂いは、全身の不健康へつながってしまいます。とくに強度の強いセラミックスなどで治療するときは、噛み合わせはより重要になってきます。

第三に、「歯の神経はできるだけ保存する」ということです。歯の中の神経は歯髄《しずい》といわれ、歯の免疫システムがあるのはこの歯髄と歯の周りにある歯根膜です。虫歯をほうっておくと、菌が歯髄にまで達してしまい、強い痛みが出ますので、歯髄をとりたくなるのは無理もありませんが、それは免疫システム自体をなくすことを意味しています。それでは感染に対して無防備になってしまいます。

痛みが出るまで歯医者さんへ行かないのはダメです。免疫システムを失ってしまうと、根尖部《こんせんぶ》から菌が全身へ運ばれ、さまざまな疾患を引き起こすことがあります。

虫歯が大きくても、歯の神経を保存できる治療方法があります。ＩＰＣ法といいます。この方法は虫歯の部分を一回で除去してしまわずに、何回にも分けて、神経を傷つけないように虫歯を取ります。時間はすごくかかってしまいますが、大切な神経を残せれば免疫力を失わないですみます。

第四に、「痛みがなくとも、周囲の骨にまで感染が広がってしまった歯は残さないほうがいい」ということです。歯の歯髄がなくなっているため、ひどい状態でも何の痛みも感じないまま、慢性的に進行している場合があります。

周囲の顎の骨が腐っていたり、骨に穴が開いたままになっているのに、気がつかない患者さんがよくいますが、「抜歯窩《こう》治癒不全」といいます。こういう患者さんは将来の健康が非常に心配です。

三十年前に悪かった歯を抜き、いまだにその歯の影響で顎の骨が治りきらないという人がいました。その部分の再手術をすると、三十年間悩まされた右半身のさまざまな不快症状が取れました。

血流が悪く、さまざまな汚染物質で汚染されている顎の骨は、その部分だけでなく、全身にまで影響します。ばい菌を人の大きさと考えると骨の中の穴は、東京ドームほどの大きさです。そんな広く住み心地のよい環境を菌に与えてやる必要はありません。

口呼吸は病気の始まりです

現代医学には、原因不明の病気が多数あります。しかし、原因があるから病気という結果が生じているはずです。その原因は、そんなに複雑なものではなく、日常生活の中に潜んでいることが多いのです。

何気なくしていることにもっとも大きな原因が隠れている可能性があるのです。たまにしかしないことが、そんなに影響するとは思えません。たとえば呼吸は二十四時間つねにしているもの。

この呼吸の仕方が免疫力を下げているかもしれない。呼吸を正しくすることが非常に大切になってきます。では正しい呼吸とはどんなものでしょうか。

人は鼻でも口でも呼吸ができますが、鼻で呼吸をするのが正しくて、口でするのは誤りであるのをご存知ですか。

なぜ鼻呼吸が正しいかというと、吸い込んだ空気が鼻の中の十センチほどの距離を通過する間に、空気中の悪い菌や埃がフィルターにかけられ、空気は適切な温度に暖められます。さらに加湿されて体内へ送り込まれる仕組みになっているからです。

口にはフィルター機能がないため、口呼吸で取り入れた空気は直接のどに入っていき、のどの扁桃が細菌感染して、そこで増殖した菌が血液やリンパに運ばれてしまうことが多いのです。

また、口で呼吸すると、のどだけでなく口の中はつねに乾燥します。唾液で体を守る効果も激減し、口の中を唾液で洗い流す作業も減ります。

その結果、口呼吸をしている人は、どんなにまめに歯を磨いたり、食事に気をつけていても、虫歯や歯周病に犯されるリスクが大きくなります。

きちんと歯磨きをしているのに、なぜ次から次へと歯が悪くなるのだろうと疑問に感じている方は、口呼吸を疑ってみるといいでしょう。

口呼吸が関係していると考えられる病気には、次のようなものがあります。

心筋炎、動脈硬化症、皮膚筋炎、湿疹、アトピー性皮膚炎、じん麻疹、膠原病、強皮症、鼻炎、扁桃炎、喘息、肝炎、胃腸炎、潰瘍性大腸炎、うつ病、脊髄小脳変性症、進行性萎縮性側策硬化症、リウマチ、白血病、糖尿病、腎炎、ネフローゼ、子宮内膜症、前立腺炎、橋本病、重症筋無力症。

「こんなにたくさん？」と思われるかもしれませんが、これはほんの一部で、他にもまだたくさんあります。

リウマチ患者さんも薬を飲むだけでなく、原因の一つになっているかもしれない口呼吸を改めることもお考えになってはいかがでしょうか。その努力は根治治療につながってきます。

腸を暖め病気を予防しましょう

口呼吸をしている人はたいてい舌が奥に押し込められ、気道を狭めるとともに、のどをいつも刺激し、のどの炎症の悪化を助長しています。それに加えて、のどの扁桃《へんとう》からとめどなく菌が体内に流れ込み、体は免疫反応を起こします。

それでも口呼吸と悪い舌の使い方を改めないと、のどの炎症が治まらないので、排泄されるところを失った菌と反応を起こした免疫たんぱく質が血液中をめぐり、細胞内のミトコンドリアにダメージを与えてしまい、機能障害を起こすことになるのです。

それと似たようなことは、腸を冷やすことでも起こります。腸の場合は、摂氏37度ぐらいがもっとも活発に働く環境です。

冷たいものを飲んで腸を冷やすと、腸のパイエル板から大腸菌などの腸内細菌が白血球内に入り、これが血中をめぐり、体の細胞に細菌をばらまきます。口呼吸をしたときと同じように、体に大きな負担をかける状態になります。

低体温の人に病気が多いこともわかっています。冷房と冷蔵庫が、病気の増加をまねいていると言われていますが、冷蔵庫から出したばかりのものは摂氏4度しかありません。食べ物なら口の中で噛んで温めて胃腸に送れますが、冷たい飲み物の場合は、一気に冷たいまま腸へ送られ、全身へと菌をばらまくことになります。

だるい、疲れが取れないといった症状から、アレルギーの疾患やリウマチ、認知症やうつ病などさまざまな病気をまねくと言われています。

ぜひ、口呼吸を改め、腸を暖める生活を心がけましょう。朝、体温を測り、脇の下で摂氏36・5度あれば、腸の中は37度あると思って大丈夫です。

鼻づまりのある人はどうすればいい？

「私は鼻づまりがあるせいで、鼻呼吸ができません」

こういう人がよくいます。でも鼻呼吸できないのは、鼻づまりのせいばかりとは言えません。子供のころに鼻呼吸が習慣化できなかったため、形態的にも機能的にも鼻の発達が悪くなった可能性があります。

口呼吸をしている人を見ると、舌の位置が下方または後方に下がっていることが多いものです。

本来、舌というのは口蓋（口の天井）につけておくものですが、舌を上にあげる筋力が弱く、成長期に舌の口蓋にかかる力が弱すぎると、その部分の発達が悪くなってしまうのです。

口蓋は鼻腔底と接していますから、鼻腔の発達も悪くなりますし、口呼吸をしているため、鼻にあまり空気を通しませんから、鼻づまりの原因となります。

口呼吸をしていること自体が、アレルギー性鼻炎や花粉症の直接原因ですから、この悪環境を断ち切らないといけません。

最近、アレルギー体質の人が増えていますが、口呼吸や悪い舌の使い方、そうならざるを得ないあごの発達不良や、腸を冷やしてしまうような問題のある生活習慣が、アレルギーを起こす大きな一因となっています。ですから、過敏に反応する免疫を抑えこむのではなく、その前の段階にアプローチする必要があるのです。

薬を飲むことだけが病気を治す方法でも体質改善をする方法でもありません。本来病気になった原因は毎日の日常生活の中にあり、それが何年間も積み重なって症状として現れているはずです。

そうであれば、日常に目を向けていくことがとても大切なのです。そうしないと、薬で一時的に症状が改善したとしても、また再発を繰り返すでしょう。私達は呼吸の仕方から姿勢などにいたるまで、体に影響している習慣を見直すお手伝いをしています。

では、アレルギー疾患の人に多く見られる口呼吸の習慣はどうしたらよいのでしょうか。

体調のよいとき、鼻づまりがないときに、できるだけ鼻で呼吸する訓練を試みることです。もし鼻がつまっているなら、手で鼻をおおって温め、鼻の通りをよくしてから、鼻に空気を通すことです。

鼻呼吸は、とにかく口はいつもぴったりと閉じ、舌は口内の天井につけておきます。空気を通す機会を増やすことです。初めは息苦しさを感じるかもしれませんが、無理にでも続けていると、一週間ぐらいで慣れてきます。やり始めにうまくいかないからと中途半端で止めてしまわず、「これが体を強くする大きな要素なんだ」と自分に言い聞かせて、一生懸命にやってみてください。やり続けていれば、体が覚えてくれます。

形態は機能をカバーするといいますから、体のクセを正しくしていけばいい。とくに、お風呂に入っているときが鼻呼吸のチャンスです。お風呂場には蒸気があって鼻づまりも取れやすいからです。

湯船に浸かりながら、口をしっかり閉じ鼻歌を歌ってみてください。鼻歌を歌うと、ふつうに呼吸するときの十倍の圧が鼻にかかるので、とてもよい鼻呼吸の練習になります。また、この練習をやると、免疫力がアップしますので、鼻呼吸ができている人も、ぜひ試してください。

第五章

ある歯科医の体験

珍しいことをする歯科医院へ行く

今から十年ほど前の話になります。

そのころ、私はまだ某国立大学病院に勤務していました。教授も変わり、医局の体制も大きく変わろうとしていたときです。

医局員たちのアルバイト先の再編成が行われ、教授から新しいアルバイト先を紹介してもらいました。

行ってみると、その歯科医院で行われていたことは、当時の私の理解度をはるかに越えるものでした。まず、患者さんに使用するすべての歯科材料を、O－リングテストというもので、良し悪しを判断してから使うという医院でした。

O－リングテストとは、患者さんに親指と人差し指の先を合わせた輪を作ってもらい、その輪の中を通すように検査者も親指と人差し指の先を合わせた輪を作り、これで患者さんのふつうの力を測るのです。

そうしておいて、こんどは患者さんの片ほうの手で、調べたい薬剤などを握ってもらいます。その薬剤が患者さんに合っていれば、患者さんの指の力が強まり、合っていなければ指の力が弱まる。検査者は患者さんの作った指の輪を左右に引っ張り、その力の変化を見るというものです。

はじめのうちは「いったい何をしているのだろう？」と驚きましたが、しばらくたつうちに、院長がO―リングテストをされるのも、見るだけであれば、違和感がなくなってきました。

ある日、心臓疾患を患った患者さんが来ました。O―リングテストをそばで見ることには慣れたものの、実際にそれがどの程度のものであるかは、まったく理解していませんでした。そこで私は信憑性を確かめようとしたのです。

O―リングテストのすごい実力に脱帽

じつは、私は院長には患者さんの心臓疾患のことは伝えず、血管収縮剤入りの局所麻酔薬を手渡し、何食わぬ顔で「これは使用できますか？」と聞きました。

一般に心臓疾患の患者さんに血管収縮剤入りの局所麻酔は使用しません。

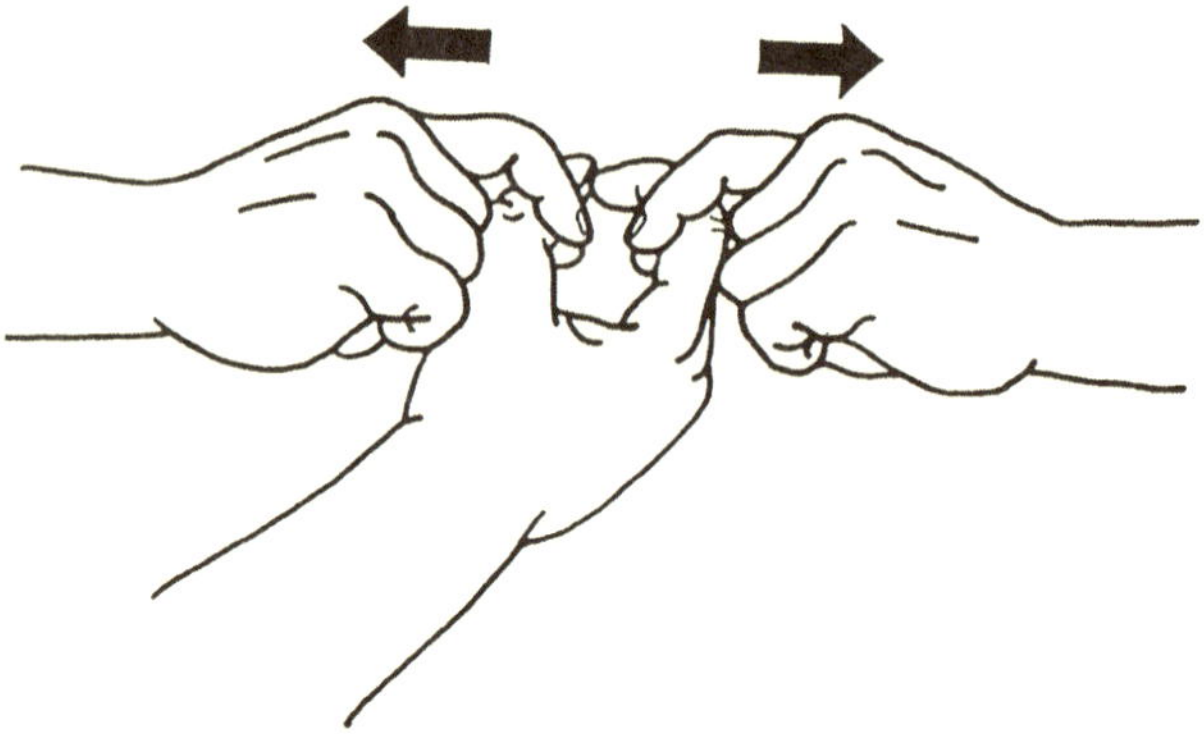

院長はいつものようにO–リングテストをして、こう言いました。

「あれ？　この患者さんにはこの麻酔は使えないね。ふつうはこの麻酔でいけるのにね」

見事に正しい判断を下されたのです。

それからというもの、いろいろな患者さんでO–リングテストの力を確認し、最終的には私の体を使って、筋肉痛のある部位や口の中のよく炎症の起こる部位、首のこり、腰の痛みの部位を院長先生に診てもらうと、O–リングテストはそのすべてで正しい判断力を発揮したのです。

その医院では私と院長先生を除き、すべて女性スタッフでした。多くのスタッフが生理痛で悩んでいました。

院長先生はO–リングテストによって、各人の体の問題部位を見つけ、歯科矯正を行いました。たとえば噛み合わせの悪い女性の場合はそれを正す、あるいは顎の位置を矯正するといったことです。

その結果、立っているのも辛そうだった彼女たちが、すっかり元気になって、夜遅くまで働けるようになったのです。

私自身が歯科金属のパラジウムを取ってみた

こういうさまざまな実証があり、私はすっかりO−リングテストの虜になってしまいました。同時に私が以前から一番気になっていた歯科用金属パラジウムの問題がにわかに浮上してきたのです。

私は歯科医師になってからもちろん、なる前もパラジウムが悪いなどと思ったことは一度もありませんでした。どこの歯科医院でもごくふつうに使っています。

ところがパラジウムをO−リングテストにかけると、患者さんの指が開く。指が開くのは「ダメだ」ということです。ダメで使わないのはともかく、この歯科医院ではパラジウムの除去も行っていました。そしてパラジウム除去後の患者さんはみんなすっきりしているのです。これはなかなか信じがたいことでした。

そこで私はこう考えました。

「これはきっと院長先生のカリスマ性によるもので、他の歯科医院では通じない。他の歯科医がやっても同じ結果になることはない」

たぶん、この時点では、多くの歯科医師がそう思ったでしょう。

歯学部で教育を受けていたときも、大学病院に勤務し始めてからも、ごく当たり前にパラジウム合金を利用して治療をすることはあっても、誰一人としてパラジウムの問題点を指摘した人はいませんでした。

ここまでくると、もう自分の体を使って試すしかありません。当時の私の口の中にはパラジウム合金が数本ありました。大学の先輩の先生に頼んで、それを一週間に一本ずつ除去してもらいました。

結果はどうだったかというと、今まで診てきた患者さんのように「すっきりした」「すごく楽になった」という感じはしませんでした。私は何かはぐらかされたような気持ちになりましたが、じつは、この問題はそんな単純なものではなかったのです。

ゴールドも除去したとたんに首のだるさが消えた！

あるとき知り合いの先生から「パラジウム合金だけでなく、金属自体に問題があるらしい」という話を聞いて、アッと思いました。

パラジウムにばかり目がいっていたが、そういうことだったのか。私は再度先輩の先生に頼んで、右下に入っていた歯牙三本分に当たるブリッジを除去してもらうことにしました。だが、一方では、パラジウムのとき体感できるほどのすっきり感が味わえなかったので、「今度も同じかもしれない」という気持ちでした。「ま、ノンメタルで白くきれいになればいいか」、それぐらいしか期待していなかったのです。

しかし、ゴールドを除去したら、予想に反して、自分でもびっくりするくらいの爽快感が得られたのです。また、気になっていた右首のだるさがなくなり、周りの景色がすごく明るく見えるようになった。除去後すぐに体感できたことは驚きでした。

「今までの歯科医師人生は何だったのだろう……」

本当にそう思いました。パラジウム合金はともかく、ゴールドは高額を払って入れているのに、自分はいままで何をしてきたのか。こんなはっきりした実例がいっぱいあるのに、歯科医療界はなぜ気づかないのだろうか？　それからというもの、私は臨床では自ら進んで金属を使用することをしなくなりました。

進んで金属を使用しない歯科医師……そういう人間は、この業界では特殊中の特殊な存在と言わざるを得ません。

けれども、「類は友を呼ぶ」という言葉もあるように、特殊な人間は特殊な人間を呼び寄せるものです。少数ながら、同じように考える仲間に次々出会う機会を得て、私は全国のいろいろな歯科医院を見学することができました。

それらの医院では多くの患者さんが金属を除去しノンメタル化を図っており、みんなそれですっきり感という良い結果を得ていました。すっきり感は単に感覚の問題ではなく、健康に大きく関わってくることは、すでに読者の皆さんはお気づきのことと思います。ただ、金属と違い、強度の問題、コストの問題もあり、すべての患者さん、すべての症例に適用するというわけにはいきません。

いくら金属が問題を起こす可能性があるといっても、歯科では被せ物、詰め物だけでなく、義歯（入れ歯）もあれば、ブリッジもあります。これらも含めて完全にノンメタル化するには長い時間がかかるでしょう。

しかし、今の歯科治療の方向性は、審美の問題もあって、金属を使わない修復へと向かいつつあります。これは大きな希望です。まだ解決できていない課題を、医療に携わる皆様と共に一つ一つ解決していきながら、私は一人でも多くの患者さんに「健康」をお届けできたらいいなと思っています。

証言集

リウマチがここまで治った！

証言1

薬が減っていくたび希望がわいてくる

稲員美恵子さん（58歳　青果店経営）

私は野菜や果物を商っていますから、とにかく体を動かして働く仕事なんです。平成十年の四、五月頃のことだったでしょうか。足首がとても痛くなって、整形外科へ行きました。そこでお湯に足をつけ暖める療法や、電気療法などを三カ月ほど続けましたが、少しも良くならず、そのうち朝起きたとき、手が腫れているようになりました。当時はリウマチという病気にまったく無知で、「これは何なのだろう？」と不思議に思っているうちに、腕が上がらなくなってきました。

「週一回だけリウマチの専門医が来ているから診てもらったら」と人に教えられて地元の病院で受診すると、もう完全にリウマチ反応が出ていました。それ以降は、県外の病院に八年間通うことになりました。

それでも最初は薬で痛みが軽くなったので、病院へ行くのが楽しみでした。ところが、やがて痛みはだんだんひどくなる。そのことを先生に話すと、「では薬を増やしましょう」

と言われ、ずっと3ミリグラムだったステロイド薬（プレドニゾロン）が四年後には5ミリグラムになりました。

抗リウマチ薬と痛み止めの座薬、そのほか血液の流れをよくする薬など、全部で十一種類くらいの薬を飲み続けました。県外の病院へ通い始めて四年目、胃潰瘍になって、地元の内科病院で八カ月間治療を受けました。「胃を傷めたのはリウマチの薬が多いせいかなあ」と自分でも思っていました。

不思議なご縁で矢山クリニックへ

私は福岡県田川市に住んでますが、兄が気功を勉強していて、十年前から矢山先生を知っていたらしいのです。兄は「矢山先生のところへ行ってみれば」と何度も言ってくれましたが、私の仕事が忙しくてずっと行きそびれていたのです。

ところが、子供のころ仲良しだった友だちが、気功の先生になって地元田川に教えに来られ三十年ぶりに再会すると、「美恵子ちゃん、リウマチで困っているなら、私がよいかもしれない先生を紹介してあげるわ」と言って、連れていってくれたのが矢山クリニック。彼女はなんと、矢山利彦先生のお姉さんでした。

矢山先生は、私がそれまで飲んでいた薬を見て漢方薬を処方し、一カ月後にはステロイドを5ミリグラムから半分の2・5ミリグラムに減らしました。抗リウマチ剤はまだ飲んでいました。

歯科金属からの電気を減らすために歯を治すようアドバイスされたことにはびっくりしましたが、通いやすいようにと地元の歯医者さんを紹介していただき、何もわからないながら「とにかく先生のおっしゃるとおりにしてみよう」と週二～三回歯科へ通いました。

もともと歯は丈夫だったんですが、金属をかぶせた歯を二本セラミックに換え、金属をつめた歯五本もセラミックに換えてもらいました。ときどき痛みがぶり返すこともありましたが、アンチエイジングのためのプラセンタ（胎盤エキス）の点滴を週一回受けていたら、自然に痛みが引いてきました。

痛み止めなしで一日過ごせるのが嬉しい

歯の治療が終わると、痛みが徐々に引いていき、半年くらいで痛み止めを使う量が半減、やがて飲まなくてもすむようになりました。最初は飲まないと不安でしたが、今は嬉しい気持ちでいっぱいです。

矢山クリニックに行く前は、強い副作用のある痛み止め（座薬）が毎日必要だったことを考えると、夢を見ているような毎日です。ステロイドはいまも2・5ミリグラム使っていますが、これも徐々に減っていくだろうと思っています。抗リウマチ薬はもう飲んでいません。

初診で矢山先生から「リウマチは治る可能性があるよ」と言われたときは、「そんな話、聞いたことがない」と思いました。でも、毎回言われているうちに、こちらの気持ちも変わってきて、希望が持てるようになりました。

治療法もいままで経験したことがない漢方薬がメインでしたが、とにかく治りたいという気持ちから、先生の言われるとおりに努力してきました。一度、足首に負担をかけて少し痛みが出たことがありましたが、レーザーをかけてもらったら、スイスイ歩けるようになりました。

矢山クリニックにお世話になり始めて一年余りになります。商売をしている関係で、何かにつけて「がんばります」と私が言うと、先生は「そんなにがんばらんでいいよ」とよく言われていました。

最近になって、その意味がようやくわかり始めました。朝から晩までただひたすら働いて、自分をいたわることなどあまり考えたことがなかったのですが、やはり自分の体を大切にすることも忘れてはいけないということだと思います。

＊稲員美恵子さんのｍＨＡＱ評価の変化

1	靴紐、ボタン掛け	c（2点）→b（1点）
2	就寝・起床	b（1点）→a（0点）
3	茶碗、コップ	b（1点）→a（0点）
4	平坦な道	c（2点）→b（1点）
5	身体全体を洗う、拭く	c（2点）→b（1点）
6	床の衣類を拾う	c（2点）→a（0点）
7	蛇口の開閉	c（2点）→a（0点）
8	車の乗り降り	c（2点）→b（1点）
	合計	**14点→4点**

※リウマチ患者さんの身体機能の程度を示す指標として、20の質問項目からなるＨＡＱ（Health Assessment Question maire）という評価表が考案されましたが、それを八つの質

問項目に減らし簡略化したｍＨＡＱが広く利用されています。ｍＨＡＱに沿って、患者さんに質問したものを付記します。ｍＨＡＱの質問項目は次のとおり。

1　靴紐を結び、ボタン掛けも含め自分で身支度ができますか？
2　就寝、起床の動作ができますか？
3　いっぱい水の入っている茶碗やコップを口元まで運べますか？
4　戸外で平坦な道を歩けますか？
5　身体を洗い、タオルで拭くことができますか？
6　腰を曲げ、床にある衣類を拾い上げられますか？
7　蛇口を開閉できますか？
8　車の乗り降りができますか？

点数は

「できない」……………d（3点）　「いくらか困難」………b（1点）
「かなり困難」…………c（2点）　「何の困難もない」……a（0点）

証言2

子供を抱いてあげられるようになり嬉しい

渡口　恵さん（40歳　主婦）

右手が痛くなったのが平成十八年十二月くらいで、両手が痛くなったのは平成十九年一月のことでした。

当時は事務の仕事をしていたので、腱鞘炎《けんしょうえん》かなと思ったのですが、母親は「両手なのはおかしい」と疑問を投げかけました。以前にホルモン機能低下症と診断されたことがあり、薬も飲んでいなかったので、私はその病気が悪くなったのかと思いました。

かかりつけのお医者さんのところへ行くと、「症状からリウマチが疑われるが、血液検査の数値には出てない」というので、「整骨院へ行きましょうか」と聞くと、先生は「それがいいかもしれない。だけど痛みが長引くようなら、リウマチ専門病院へ行ってくださ い」と言われた。

「リウマチ」という病名に驚いたことを記憶しています。

薬の副作用に不安を覚える

整骨院へ通い始めましたが、痛みは治まるどころか、だんだん悪くなってきます。そんなとき、テレビで「リウマチ特集」を見たのです。私は何気なく見ていたのですが、そばで一緒に見ていた母が、「あんたの症状にぴったり当てはまるよ。一度、専門医のところへ行ったら……」というので、初めて専門の病院へ行きました。

そこでＭＲＩを撮られ、リウマチと診断されたんです。さっそくステロイドのプレドニンという薬と、抗リウマチ薬のメトトレキサートを処方されて飲みました。飲むと確かに痛みが和らぎました。

でも、リウマチの本を買って読んだら、恐ろしくなるほど薬の副作用が書いてありました。効くのはわかるけれど「このまま何十年も飲み続けて大丈夫なのかな」と思っていた矢先、親戚の人から矢山クリニックを教えられたのです。

矢山クリニックを訪れたのは平成十九年四月のことでした。先生から「リウマチは治ることもありますよ。一緒にがんばりましょう」と言われたときは泣きそうになりました。それまでは誰からも「リウマチは一生付き合っていくしかない」と言われていましたから……。

アイスクリーム大好きを見抜かれる

先生は、ゼロ・サーチという機械で全身を見ながら、「あなたは乳製品をよく摂っていますね」と言われました。

「いえ、私そんなに牛乳なんか飲みません」

「本当？　おかしいなあ」

「あっ、私アイスクリームが大好きです」

先生は笑って「大好きなものは食べたいだろうけど、止めなさいよ」とおっしゃられた。

それ以来、アイスクリームはまったく食べていません。

矢山先生のクリニックに通うようになってから、抗リウマチ剤はすぐ止めて、ステロイドだけになり、そのステロイドも今は飲まないですんでいます。歯のほうは、三本合金を使っていましたが、うち二本は治療が終わり、いま三本目を治療中です。

評価表を見ていただければわかりますが、以前は服のボタンかけとか、水道の蛇口の開閉などに、かなり苦労していたのですが、今ではまったく不自由感なく人並みにできるようになりました。

これも先生のアドバイスによるライフスタイルの改善と治療の賜物だと思っています。たまに疲れたり、風邪を引くと痛みが出ますが、前のように長引くことはなく、すぐに治まります。一度、ひどい風邪を引いて、肩が痛くなったときは、「リウマチがぶり返した？」と不安になりましたが、同時に風邪を引いていた主人も「肩が痛い」と言っていたので、安心していたら、風邪の回復とともに元どおりになりました。

それでも大事を取って、むちゃなことはしないよう心がけています。子供の運動会の競技に出られないと言うと、「えーっ、本当に病気なのですか」と驚かれるほど健康体に見られるようになりました。リウマチのことを知っている人たちは、「リウマチって本当に治るのね」と驚いています。

下の子供はまだ六歳ですが、以前はそばに寄って来ても、痛くて抱いてやれない時期がありました。また、ペットボトルのふたが開けられなくて、いつも子供に開けてもらっていました。その子が「このごろ、痛くないの？　ペットボトル開けてっていわないね」と嬉しそうにしています。

＊渡口　恵さんのｍＨＡＱ評価の変化

1	靴紐、ボタン掛け	d（3点）↓a（0点）
2	就寝・起床	b（1点）↓a（0点）
3	茶碗、コップ	b（1点）↓a（0点）
4	平坦な道	a（0点）↓a（0点）
5	身体全体を洗う、拭く	b（1点）↓a（0点）
6	床の衣類を拾う	a（0点）↓a（0点）
7	蛇口の開閉	d（3点）↓a（0点）
8	車の乗り降り	b（1点）↓a（0点）

合計　10点↓0点

証言3

母娘で感謝の日々を過ごしています

今泉美子さん（69歳　主婦）

最近まで、私は自分がリウマチだと思わずに生きてきました。二十代のころから足の親指の外側がとても痛くて眠れないこともあったのですが、外反母趾だと思っていましたし、ドアが開けづらい、お米が研げない、鎖骨が腫れる……といろいろ症状が出ていたのも、「関節が弱いのだ」と思っていたんです。

ところが娘に私と同じような症状が出て、リウマチと診断されてしまったのです。「その若さでリウマチとは……ご家族に誰かリウマチの方はいませんか？」まったくうかつな話ですが、お医者様からそう聞かれて初めて「あっ、私もそうかもしれない」と気づきました。

案の定、診断を受けると、私もリウマチでした。でも、そのときは痛いのが一カ所だけだったので、薬ももらわず、治療もせず過ごしていました。もともとのんきな性格ですから、どこか痛くなれば湿布を貼って終わりという感じでした。

しかし、娘のほうは徐々に薬の量が増えてきて、ちょうど赤ちゃんを育てていましたから、お医者様から「母乳はおやめなさい」と言われてしまいました。

「体は小宇宙」という考え方に共感

これではいけない、どこかに体全体の治癒力を高めるような治療をしてくれる先生はいないのかしら。そんな気持ちでアンテナを張りめぐらせていたら、矢山先生の存在を教えられ、さっそく娘と一緒にうかがわせていただきました。

話には聞いていましたが、矢山先生が聴診器を持たずに診察されるのには、びっくりしました。同時に体の悪いところだけ診るのではなく、体全体を一つの小宇宙として診てくださるというのは、私自身が求めていた「免疫力、治癒力を高めて、体全体を健康にする治療」にぴったりと当てはまるような気がして安心しました。

金属の害についても懇切丁寧に説明してくださいました。

「歯に金属をたくさん使っているから、ガルバニック電流という電気が心電図の百倍くらいの強さで出ているよ。これが交感神経の緊張を起こす原因になっている」と言われたので、翌日一日かけて歯科ですべての金属をはずしてもらうと、その瞬間からすごく体が楽になった気がしました。

リウマチになってよかった？

若い頃から、いろんな不自由を当たり前と思って生きてきましたが、今の私は以前と比べて驚くほどさまざまな事柄が日常的にできるようになりました。このような改善効果が得られたのは、矢山クリニックの特徴的な治療方針ももちろんですが、個人的には、矢山先生に出会って得られた安心感というのも大きかったと思います。

通いはじめて四年になりますが、歯の治療、精神面、そういうものがうまい具合によい方向へと導いてくれたのでしょう。いまは月一回程度の通院で、体を温めたり、免疫力を高める漢方を出していただいています。

矢山クリニックは一般の病院のような重苦しさがなくて、建物の中に入っただけで、気持ちがいいし、来るたびによい情報を得られるのもありがたいことです。

「リウマチになっていなかったら、生活を見直すこともなかったし、考え方や生き方もこんなに前向きになっていなかったよね」と娘と言い合っています。

食物から入って、体に溜まっていた有害物質も取り除いていただき、リウマチ以外の病気のリスクも減ったはずです。また、素敵な出会いも増えて、そこでまた新しい知識や情報も得られ、それを一つひとつ実行することで、とてもいい生活ができていると思います。私たち母娘にとって、リウマチの痛みは、自分たちの生活、生き方を点検し、見直すための大切なシグナルだったようです。これからはリウマチとも上手に付き合って行こうと思っています。

＊今泉美子さんのｍＨＡＱ評価の変化

1	靴紐、ボタン掛け	d（3点）↓a（0点）
2	就寝・起床	d（3点）↓a（0点）
3	茶碗、コップ	b（1点）↓a（0点）
4	平坦な道	d（3点）↓a（0点）
5	身体全体を洗う、拭く	d（3点）↓a（0点）
6	床の衣類を拾う	d（3点）↓a（0点）
7	蛇口の開閉	d（3点）↓a（0点）
8	車の乗り降り	d（3点）↓a（0点）
		合計　22点↓0点

証言4

リウマチになったからこそ得られたもの

廣崎摂子さん（35歳　教師）

リウマチを発症したのは平成十四年、三十歳のときでした。年配の方がかかる病気とばかり思っていたので、どうして私がこの年齢で……と、すごくショックでした。

最初に手がこわばり始め、かつて追突事故に遭っているので、その後遺症が出たのかなと思ったのですが、足にも痛みが出てきたので、病院で検査を受けたところ、リウマチと診断されたのです。

幸いまだ軽かったらしく、担当医から「今はとくに治療の必要はありませんが、出産は体への負担が大きいから、二人目の赤ちゃんはあきらめたほうが……」と告げられました。それでも子供がほしくて二人目を生んだら、案の定、起き上がれなくなってしまいました。

ステロイドのプレドニンを一カ月半飲み続け、いっこうに良くならないので、次にリマチルという薬に変わりました。リマチルを処方されるとき、副作用の同意書を書くように言われ、「こんなことで本当にいいのかな」と不安に思いました。

子供を抱きたくても抱くこともできない。本当に絶望感だけの毎日でした。そんな私を心配した母親が、矢山先生のクリニックへ連れていってくれたのです。

なぜか一進一退を繰り返す

矢山先生の第一印象は「怖い」でした。今は何でも話せるようになりましたが、最初は気軽に話せるという感じではありませんでした。

先生は「治る可能性もあるよ」と言いってくれましたが、私は「治りたい」と思う反面、「本当に治るのだろうか?」との強い疑問もあり、どういう態度で臨むか悩みました。でも最終的には、矢山先生にすべてをお任せしようと決めたのです。

まず歯の治療をしました。同時に、アルミや水銀などの金属を減らしてくれる浄水器を通した水を飲み、料理にも使うようにしました。

後は漢方薬を処方され、サプリメントも教えてもらいました。しかし、治療を始めてからも、痛みのない日と、ひどく痛い日を繰り返していました。

この時点でウソみたいに痛みが引く人もいるようですが、なぜか私の場合は一進一退だったのです。

ある日、五日市剛さんの本を紹介していただきました。その本には「ありがとう」「感謝します」と口にするだけで、人生が好転する、病気もよくなるという意味のことがやさしく書かれていました。

「そんなことありえない?!」

ここでも私は半信半疑でしたが、矢山先生が推薦した本だからと思い直し、実行してみることにしました。一年くらい実行していたら、何となく気分の落ち込みが少なくなったように感じられ、それと共に体調面まで良くなってきました。

心の持ち方が大きいことに納得

私が恵まれていたと思うのは、二人目を出産して三年間の育児休暇をもらえたことです。この間に治療に専念できたことが大きかったと思います。

評価表を見ていただければわかりますが、矢山先生のお世話になる前の私は相当重症でした。それが矢山クリニックのお世話になりだしてから、私としては「劇的」と表現してよいほどの改善を経験できたのです。

おかげさまで職場復帰を果たしました。最初は農業高校、新年度から養護学校に転勤になりました。体への不安があるのに、養護学校の教師が勤まるか一抹の不安がありましたが、これは杞憂でした。

なんと私のほうが生徒から気のパワーをもらっているみたいで、毎日楽しく元気に働いています。こんな自分になれたのも、矢山クリニックの体験があったからだと思います。感謝する心とプラス思考の大切さを私は身をもって学んだのです。

矢山先生が「人間は治るようになっとる」とおっしゃった深い意味が今はよくわかります。以前は一般常識の枠を超えることがなかったのが、今は自分の心の持ち方が私の人生を左右しているという実感を持って、あらゆることに臨むことができます。

子育ても、教師としての取り組みも、私自身の生き方も大きく変わりました。むろん良いほうへと……それらはどれもリウマチになったからこその収穫でした。その意味ではまさに「リウマチさまさま」と言ってよいと思います。子供の咳が一年ほど止まらなかったのですが、先生の教えにしたがって牛乳を止めたら、ウソのように治まりました。矢山クリニックって、本当に驚くことばかりです。

＊廣崎摂子さんのｍＨＡＱ評価の変化

1　靴紐、ボタン掛け　d（3点）↓a（0点）
2　就寝・起床　d（3点）↓b（1点）
3　茶碗、コップ　d（3点）↓a（0点）
4　平坦な道　d（3点）↓a（0点）
5　身体全体を洗う、拭く　d（3点）↓a（0点）
6　床の衣類を拾う　d（3点）↓a（0点）
7　蛇口の開閉　d（3点）↓b（1点）
8　車の乗り降り　d（3点）↓b（1点）

合計　24点↓3点

証言5 「95％は治った」という感じです

小田計吾さん（57歳　税理士）

朝、目覚めて起きようとしたら、全身の力が抜けていました。平成十九年十一月三十日のこと、むろん初めての経験でした。

妻に支えられても崩れ落ちる状態で、二日間はまったく何もできず寝ていました。三日目にようやく病院へ行ける状態になって、親交のある医師の紹介で、近くの総合病院に一週間、検査入院しました。

そのときの私の状態は、何かの本で読んだギランバレー症候群（急性多発性神経炎）にそっくりだったのですが、医師は「膠原病の可能性がある」という診断でした。

膠原病の専門医のいる病院を紹介してもらって、二カ月後に悪性リウマチと診断されました。その病院で処方されたリウマトレックスを飲み、平成十七年五月に認可されたばかりの皮下注射を受けました。

車にはどうにか乗れるようになったのですが、一年半の治療の間に副作用からか疲れがだんだんひどくなっていきました。その間、友人や知人が、体に良いというものを届けてくださったり、いろんな治療所へ連れていってくれました。

父が取ってくれた矢山クリニックの予約

私は車に乗れて仕事もできる状態でしたから、矢山クリニックへ入院した知人のお見舞いに行ったとき、知人から「ここでリウマチも治るんだよ」という話を聞かされました。そのとき、私は「ふーん」と半信半疑でしたが、父が同じ人の見舞いに行って同じ話を聞いて、私のために予約を取ってくれた。それが矢山クリニックにかかったきっかけです。

矢山クリニックでは、副院長の重田先生の患者になりました。前の病院でもらっていた薬は「急に止めなくても。いま持っているものは飲み終えればいいですよ」と言われて徐々に、漢方エキスと煎じ薬に切り替えました。

体の毒出しをする「キレーション」という点滴も十数回行い、歯は金属の入ったブリッジをやり替えました。おかげで症状は大きく改善され、いまは生活するのに何の不自由もありません。初めは月二回だった通院も一回になり、私自身の感覚では「95％治った」という感じです。最初はゴルフのクラブも重くて、軽いクラブに買い換えましたが、今はふつうにゴルフができます。

「ありがとう」の効用に驚かされる

病気になる前、ロータリークラブの新年会で「ありがとう」のすばらしさを聞き、私も実践してみようと、「ありがとう」と言い続けていました。「それで病気になったら何もならない」と思われるかもしれませんが、実はそうではないのです。私は長年、心の中に強いわだかまりを抱えていました。それは父との確執によるものでした。

税理士という同じ職業につきながら、父に反発して私は東京へ行っていました。父が年をとったので郷里へ帰ってきたものの、わだかまりは取れていなかったのです。

ところが「ありがとう」を言い続けて半年ほど経った時、私の心に変化が生じました。自分が「傲慢で自己中心的だったなあ」と思い始めたのです。リウマチという病魔が私を襲ったのは、まさにそのときでした。

不思議だったのは「一%しか回復しない」といわれる難病にかかったのに、私は絶望するどころか、「今までよく生かされてきたものだ」と感謝の気持ちでいっぱいになりました。そのとき、父へのわだかまりも消えました。

私の細胞が穏やかに変化し始めたとき、全身が動かなくなる病気になり、それでも「ありがとう」を言い続けていたら、重田先生にお会いできた。だから父が矢山クリニックの予約を勝手に取ってきてくれたことは、私にとって大きな意味がありました。「ありがとう」のご褒美は本当にすごいものだと思います。

＊小田計吾さんのｍＨＡＱ評価の変化

1	靴紐、ボタン掛け	d（3点）→a（0点）
2	就寝・起床	d（3点）→a（0点）
3	茶碗、コップ	d（3点）→a（0点）
4	平坦な道	d（3点）→a（0点）
5	身体全体を洗う、拭く	d（3点）→a（0点）
6	床の衣類を拾う	d（3点）→a（0点）
7	蛇口の開閉	d（3点）→a（0点）
8	車の乗り降り	d（3点）→a（0点）
	合計	**24点→0点**

証言6

薬に過敏な私も大丈夫だった

N・Kさん（54歳　郵便局長）

平成十七年末のこと。手の甲に二センチくらいの膨らみができたとき、これからはじまる痛みの人生など思いも及ばず、「脂肪の塊だろう」と思っていました。肩が痛み出しても「五十肩だろう」。いつも気楽に考えていましたが、痛みはだんだんと広がっていきました。

平成十八年三月ごろ、明け方に両手が痛くなったので、かかりつけの内科病院へ行き検査をしてもらいましたが、そのときはＲＡの数値は出ていませんでした。手の甲の膨らみがだんだん大きくなったので、形成外科で切開してもらうと、脂肪ではありませんでした。「肉腫かもしれない」ということで、紹介してもらった大学病院へ行き、ＭＲＩを撮ってもらうと、骨にびらんが見られ、「リウマチだろう」ということでした。しかし、そのときはあまり痛くなくて、「しばらく様子を見ましょう」ということでした。

平成十八年五月半ばごろ、我慢できないほど痛みが強くなり、大学病院で診てもらうと

「関節リウマチ」と診断されました。異変に気づいて約半年ですから、病の進行はかなり急だったと思います。

薬に過敏な体質に苦しむ

大学病院で処方された薬は、抗リウマチ薬のリマチルと消炎剤のロキソニン、それと湿布薬でした。薬を飲み始めて二週間くらいすると、顔が紫色に腫れ上がり、湿疹も出て、高熱になったので、病院に連絡を取ると、「すぐ皮膚科へ行って薬疹かどうか見てもらいなさい」と言われました。

やはり薬疹ということで、薬が変わりました。抗リウマチ薬はアザルフィジン、消炎剤がハイペンと湿布薬です。ところが、それらの薬を飲み始めて十日たつと、前よりも顔がひどく腫れあがり、四十度近い熱が出て呼吸も苦しくなり、救急車で運ばれました。

薬に超過敏なレアケースということで、入院して薬のテストをすることになりました。テストに予定されていた薬はリウマトレックスで、効かなかったら、別の薬にするということでした。

これまでの経過から強い薬を使うのが怖くなって、かりにリウマチが軽くなっても、肝臓病などの副作用が出るのではと心配でした。そのことを学生時代からの知り合いに話すと、「漢方でリウマチを治す先生がおられるよ」と紹介されたのが、佐賀の矢山利彦先生でした。

平成十八年八月、矢山クリニックに行きました。診察室でいきなり「ピアスをはずしなさい。時計をはずしなさい」と言われ驚いていると、金属や電磁波の害について、農薬や水やストレスについて、詳しく説明してくださいました。

私の治療法は、食べ物に気をつけて、よい水を飲んで、金属は身につけない。薬は漢方薬が二種類、あと体調を整えるためにデトックス。歯は四本が合金、あと何本か詰めていましたが、それをセラミックに換える治療をしました。

薬は漢方薬とサプリメントだけ

ところが平成十八年十一月から十二月ごろ、夜中に肩、手に激痛が襲うようになりました。眠れない日が多くなり、朝はあまりの激痛のため、一回泣いてから起き上がるというありさまでした。それでも、この頃はときどき痛み止めを飲みながら、がんばって仕事をしていました。

平成十九年一月になると、膝の関節に症状が出て痛い。膝は曲がったまま伸びないのです。また首はがちがちに固まって動かせない。三月には体全体が左にひどく傾いて、歩くのもやっとの状態になり、ついに入院することになりました。

入院中に膝を暖める治療をしたところ、翌日高熱が出ました。矢山先生は「免疫反応の熱だよ」と言われましたが、本当に毒素が抜けたのか、まもなく体がずいぶん軽くなりました。

このほかに歯の治療もさらに進めてもらい、そのお陰か徐々に痛みも軽くなりました。今でも風邪やその他の菌による痛みは起こることがありますが、そのときは抗生物質や痛み止めで治しています。食養もずいぶん勉強しました。いま仕事は休職していますが、入院中に気功や筋力トレーニングも習い、今も続けています。

私にとって最大の弱点である薬は、目下のところ症状に合わせて出される漢方薬と胃薬、ビタミン、それにサプリメントのミネラルだけですんでいます。

＊N・Kさんのｍ HAQ評価の変化

1	靴紐、ボタン掛け	c（2点）↓a b の間（0・5点）
2	就寝・起床	c（2点）↓b（1点）
3	茶碗、コップ	c（2点）↓a（0点）
4	平坦な道	c（2点）↓b（1点）
5	身体全体を洗う、拭く	d（3点）↓c（2点）
6	床の衣類を拾う	c（2点）↓b（1点）
7	蛇口の開閉	d（3点）↓c（2点）
8	車の乗り降り	c（2点）↓b（1点）
	合計	**18点↓8点**

証言7 嬉しかァ、髪の毛が生えてきた！

右近光博さん（55歳）

従業員数人の小さな鉄工所を経営しています。社長といっても、自分自身が先頭に立って働かねばなりません。

平成十九年五月、朝起きようとしたら、首から肩、腰と全身に痛みがあって起き上がれませんでした。前兆としては一年位前から、手のこわばりがあったのですが、「血行が悪くて、しもやけにでもなったのだろう」と、勝手に解釈していました。また、体がだるいのも、「仕事の疲れだろう」と。そういうわけで、その朝、全身に痛みがきたときも、「一週間前に追突された事故の影響でムチ打ちでも出たのだろう」と思って一日中寝ていました。

だが、翌日になっても、症状はほとんど変わらない。仕方なく這うようにして仕事場に向かいました。足の痛みがとくにひどくて、溶接作業をするのもやっとという状態。私の動きがあまりにおかしいので、周りが心配して病院へ行くよう勧められました。

検査の結果は「関節リウマチ」で、炎症を抑える薬と変形を抑える薬、ロムカル錠とリマチル錠、塗り薬のボルタレンローションを処方されました。これが私のリウマチ人生の始まりでした。薬を飲みながら仕事はずっと続けていましたが、体のだるさが強くなり、三十分くらい立っているのがやっとという状態でした。また、足の痛みがだんだんひどくなりナイフで自分の足を刺したくなるほどでした。

大好物のビールと刺身を止めさせられた

矢山先生の名前はかねてから聞いていましたから、リウマチと診断された一カ月後には矢山クリニックへ行きました。矢山先生とは佐賀弁で話します。

先生、口は悪かけど、内心には「患者を治しちゃろう」という熱いものを持っておられるのがよくわかりますもんね。

先生からは体が温まる漢方薬と血行をよくする西洋薬を処方され、あとビタミンとミネラルも教えてもらいました。

歯は虫歯が多かったので治療を始めました。体内の不用な金属を排出するデトックスの薬も何週間か飲みました。

それまで、仕事が終わったらビールと刺身というのが「最高や」と思ってきましたが、冷たいビールは内臓を冷やし、刺身は菌が入ることがあるから「食べたらいかん」と言われ、焼き魚とお茶で我慢しています。

この点では、私は矢山先生の優等生だと思いますよ。一度だけ、正月にカズノコを生とは思わず食べたことがあります。そうしたら正月明けの診察のとき、先生がゼロ・サーチという気の流れを推測する機械を見ながら、「菌が入っちょる。何ば食べた？」と聞かれました。

「カズノコやろ？」

「正解です」

そんなこともありました。

なぜわかるのか、今でも不思議です。

体のバランスが取れるとすべて良くなる

また、野菜をあまり食べなかったせいか、「ミネラルが不足している」と言われ、ミネラルを摂りはじめました。ミネラルは効いたですね。私は三十代から若ハゲで悩んでいたのですが、最近になってなんと髪の毛が生え始めたのです。鏡を見るたびに「嬉しかねえ」と言っています。体全体のバランスを取ってもらったら、髪は生えてくるし、しもやけはしなくなったし、二十年来の偏頭痛がいつの間にかなくなっていました。

矢山先生に話すと、「治っときはいっぺんに治っぱい」と言われたので、こっちも勢いづいて「暮れにはクリニックまで走ってきますけんが」とホラを吹いたけど、そこまでには至りませんでした。でも、仕事ができるようになったことが何よりもありがたいです。欲をいえば、またビデオが撮れるようになりたいですね。

私はビデオ撮影が趣味で、以前はカメラ、三脚、バッテリー、交換レンズなど合わせて二十キロもある機材を担いで山や海へ行っていたものです。それから、またビールが飲めるようにも……これもあながち不可能な望みではないと思っています。

＊右近光博さんのｍＨＡＱ評価の変化

1　靴紐、ボタン掛け　c（2点）↓b（1点）
2　就寝・起床　d（3点）↓a（0点）
3　茶碗、コップ　c（2点）↓b（1点）
4　平坦な道　c（2点）↓a（0点）
5　身体全体を洗う、拭く　c（2点）↓b（1点）
6　床の衣類を拾う　b（1点）↓a（0点）
7　蛇口の開閉　c（2点）↓b（1点）
8　車の乗り降り　b（1点）↓a（0点）

合計　15点↓4点

証言8

経過は順調、念願の子どもも授かりました

K・Nさん（30歳 看護師）

最初に「おかしいな」と思ったのは、朝目覚めたら足の裏全体で歩けなかったときです。床に足の裏をくっつけて歩けなかったのです。でも、一時間ほどで自然によくなり、そんな状態が一カ月くらい続きました。

次の異変は手でした。だんだん手がこわばって痛くなり、字がちゃんと書けなくなりました。その頃の私は総合病院に勤めていたので、まず整形外科でレントゲンを撮ってもらいました。

「リウマチかもしれない。様子を見てみましょう」

そう言われて一、二カ月ほど痛み止めだけで過ごしていましたが、痛みが減らないため、次に膠原病の専門医に診てもらいました。その頃はもう関節にも症状が出ていて、「明らかにリウマチですね」と診断されました。

すぐにステロイド剤とリウマチ薬の服用を始めましたが、副作用で口内炎ができてしま

い、食事もできなくなり、そのたびに薬を変えていくというような状態が約一年ほど続きました。

治らないなら薬で痛みを抑えるしかない

薬はリマチルやリウマトレックスも飲みました。痛みを何とか抑えながら仕事を続けていましたが、だんだん手に力が入らなくなってきました。

こんな調子でいたら、おむつ交換などで患者さんを抱えている途中で落としたら大変なことになると思い、仕事を辞めて実家の島原に帰ってきました。

実家から大村にある国立病院へ通院するようになり、リウマトレックスのほかに「いい薬があるから」と言われてレミケードという点滴を開始しました。

この点滴は一回につき約十万円かかります。高額医療費の申請をするので実質負担額は一回三万円ですみますが、十回やって三十万円かかりました。

それでも「リウマチは治らない」と聞かされていたので、痛みを抑えるしかないと思い、いい薬が出たらそれを、次にまたいい薬が出たらそれを、という感じで一年七カ月ほど過ごしてきました。

少し状態がよくなってきたので、実家近くの総合病院へ就職したところ、職場の先輩が「漢方でリウマチを治してくれるいい病院があるよ」と教えてくれました。その病院が矢山クリニックでした。

いままで強い薬をいろいろ飲んできましたから、「漢方なんかで病気が治るわけがない」と思いましたが、「少しでも状態がよくなるのであれば……」と淡い期待もあって平成十九年七月ごろ、矢山クリニックに行きました。

矢山先生が開口一番「リウマチは治ることもあるよ」とおっしゃったときは、「ウソ！」と思いました。私も医療現場の人間ですし、いろんな本を読んで勉強していましたから、とても信じられなかったのです。

でも先生から「いまの治療を続けていたら、体に副作用が出てくるよ」と言われたのには納得するところがありました。国立病院でのレミケードの点滴は「一度止めたら再開できない」と聞いていたので悩みましたが、最終的には矢山先生を信じることに決め、点滴もそれまで飲んでいたお薬も全部止めました。

漢方薬だけでもリウマチは治る！

矢山先生が私に出してくれたお薬には、西洋医学のリウマチ薬は一切ありませんでした。血液の循環をよくする漢方薬のみ。それも私の体調を見ながら変えていくというやり方でした。

飲み水もよい水に変えました。また、体内の金属排出のためのキレーションも十回近く行いました。歯の治療では、銀歯をすべてセラミックに変えました。

最初は「本当にこれだけいいのかな」という思いもありましたが、気がつくと痛みがどんどん和らいでいくようでした。まったく痛みがないわけではないけれど、毎日痛かったときと比べると、痛みの質が全然ちがいます。

前に点滴していたときのお医者さんから「いまは妊娠してはいけません。子どもがほしいなら点滴を止めて半年たってから」と注意されていました。そういう事情で結婚が先延ばしになっていたのですが、矢山クリニックへ来てからは薬を止めていたので、七カ月目で結婚できました。

「もうそろそろ大丈夫だろう」

矢山先生からお墨付きをいただいて、いま私は妊娠八カ月目に入っています。私自身の体調もすごくよくて、お腹の赤ちゃんも順調に育っているようです。漢方だけでも、リウマチって、本当に治るんですね。

＊K・Nさんのm HAQ評価の変化

1	靴紐、ボタン掛け	b（1点）	→ a（0点）
2	就寝・起床	b（1点）	→ a（0点）
3	茶碗、コップ	a（0点）	→ a（0点）
4	平坦な道	a（0点）	→ a（0点）
5	身体全体を洗う、拭く	a（0点）	→ a（0点）
6	床の衣類を拾う	b（1点）	→ a（0点）
7	蛇口の開閉	b（1点）	→ a（0点）
8	車の乗り降り	a（0点）	→ a（0点）
	合計	**4点**	**→ 0点**

証言9

痛みよりつらい薬疹のすごさ

K・Tさん（59歳　会社員）

当時、私は東京で単身赴任生活をしていました。

ある日、体がだるく、熱も出てきたので、「風邪だろう」と近くのクリニックへ行って風邪薬をもらって養生しましたが、なかなかよくなりません。食欲がないので、グレープフルーツのしぼり汁だけで過ごしていたら、一週間で五、六キロやせました。

十日目には体がよく動かず、呼吸もしづらくなったので、「こりゃあ、まずい」と思って呼吸器の専門病院へ行きました。診断は「肺炎とリウマチの併発」ということで、即刻入院を勧められました。でも入院するなら家族のいる福岡で……と、会社に病休届けを出して福岡空港から地元の病院へ直行しました。

肺炎はかなり重症で「肺が真っ白ですよ。よくこの状態で飛行機に乗れましたね」と言われました。平成十二年七月のことです。まず肺炎の治療から始めましたが、このとき病院から「肺炎の新薬を試したい」と提案されました。

そんなこと初めての体験でしたが、まだ治験のサインもしないうちに新薬を投与され、副作用でひどい目にあいました。

リウマチの症状が本格的に出始めたのは、肺炎が治まりかけたころでした。あちこちの関節が急に痛み出したのです。さっそく副腎皮質ホルモンのプレドニンという薬を処方されました。入院した当初は40ミリグラムという量を飲んでいましたが、だんだん減らしていって、最後には2ミリグラムになりました。

年五十回の歯科通いが奏功

退院して福岡で一カ月自宅治療している間に、佐賀県立病院で矢山先生の診察を受けました。私は船井オープンワールドに第一回から参加していたので、矢山先生の講演を聴き、本も読んでいましたから、西洋医学に少しばかり疑問を抱き始めていたころでもあり、お尋ねしてみたのです。

私は小さい頃から歯が悪くて、奥歯は上下左右ともアマルガムやパラジウムの合金を入れていましたから、矢山先生から、「歯を治しなさい」と言われました。

県立病院の歯科の先生に無理を承知で頼み込み、東京へ帰るまでの一カ月間に下の奥歯を三本ずつ金に換えていただきました。本当はセラミックのほうがよかったのですが、時間的には「金のほうが早い」と言われたからです。東京に戻ってからも、歯科にはずいぶん通いました。通算では年間五十回くらい通ったと思います。

漢方とサプリで不自由ない生活が可能に

リウマチの薬に関しても、副作用で悩まされました。抗リウマチ薬のリマチルも処方されていたのですが、ものすごいかゆみに襲われ、体に赤い斑点が出てきました。とくに腰から足がひどく、赤いまだら状に腫れ、かゆみが治まらない。リウマチの痛みよりもかゆみのほうが辛いのではないかと思いました。

結局、リマチルの薬疹とわかったのは、東京でかかっていた病院の診断からでした。リマチルを止めたら、数時間でかゆみは治まった。そのとき、「薬は毒だ。飲まないに越したことはない」とつくづく思いました。

東京の単身赴任を終えて福岡へ帰ってからは、駅前のクリニックに通っていましたが、平成十七年四月から矢山クリニックのお世話になっています。

ずっとプレドニンを処方され量は減っていましたが、矢山先生に「プレドニンを止めたい」と申し上げましたら、「ああ、いいよ」と言ってくれて、漢方薬の処方とミネラルのサプリメントを勧められました。

目下の症状は、歩くと左足の裏に違和感があるのと、左足の指先に少し痛みが残っていますが、日常の生活に何の支障もありません。そのことは評価表を見ていただければ、ご理解いただけると思います。この先、どこまで治っていくのか、それが楽しみです。

＊K・TさんのmHAQ評価の変化

1	靴紐、ボタン掛け	c	（2点）	→	a	（0点）
2	就寝・起床	c	（2点）	→	a	（0点）
3	茶碗、コップ	c	（2点）	→	a	（0点）
4	平坦な道	c	（2点）	→	a	（0点）
5	身体全体を洗う、拭く	c	（2点）	→	a	（0点）
6	床の衣類を拾う	c	（2点）	→	a	（0点）
7	蛇口の開閉	c	（2点）	→	a	（0点）
8	車の乗り降り	c	（2点）	→	a	（0点）

合計　16点→0点

証言10

歯の治療をきっかけに改善

山田公子さん（64歳　主婦）

最初は階段の上り下りで、下るときに膝がちょっと痛いかな、という程度の症状で始まりました。

正式にリウマチと診断されるまでの一年間ぐらいは、そんな感じで過ぎたと思います。その後、痛みがだんだんひどくなって、整骨院や整体に通いました。でも痛みの原因はわからずじまいで、症状は少しもよくなりませんでした。

そのうち右肩が痛くなりました。その痛みはものすごく、ちょうど山羊の角が肉を破って生えてくるようでした。右肩がすむとこんどは左肩、さらに手の甲も腫れるようになりました。

当時よく通っていた整骨院の先生に見せると「これはリウマチかもしれないから、大きな病院で検査したほうがいい」と言われました。

総合病院で血液検査をしてもらうと、やっぱりリウマチと診断されました。平成十一年のことです。

矢山クリニックは本で知っていました

当時は埼玉県に住んでいたので、地元の病院で三年間治療しました。

そのとき処方されていた薬は、抗リウマチ薬のアザルフィジン、痛み止めのボルタレン、湿布薬、胃腸薬のガスロン、冷えをとる漢方薬「附子《ぶし》」などでした。

附子はあまり効果がなく、ボルタレンという強い痛み止めも胃腸を痛めるので、一年くらいで止めました。

主人の定年退職とともに、娘が住んでいる札幌へ移り、札幌で二年間治療し、その後、生まれ故郷の佐賀に帰って来ました。

佐賀に矢山クリニックという有名なクリニックがあることは、すでに船井幸雄先生の本を読んで知っていました。O−リングテストで診てもらえることが魅力で、佐賀へ帰った直後の平成十六年十月に受診しました。

副作用の大きいアザルフィジンという抗リウマチ薬は徐々に止め、体調を整えるためのデトックスも行いました。

歯の治療は、ほとんどの歯を被せたり埋めたりしていたため、二十二、三本治療しなければならず、約一年かかりました。

苦労した甲斐があり、歯科治療の後、体がすごく軽くなりました。現在はリウマチの痛みはほとんどありません。

私のように歯科金属が多かった者が、それを取り除くことで、徐々にですがリウマチがここまで改善するということは、やはり矢山先生のおっしゃるとおり、金属の影響は相当大きかったように思います。

いま飲んでいる薬は、リウマチの薬は一つもなく、のどの漢方薬、冷えを取る漢方薬などです（炙甘草湯エキス、人参養栄湯エキス）。

リウマチ薬がいらない生活に感謝

矢山クリニックでは、リウマチのことだけでなく、食べ物から水、お風呂の入り方、電磁波カットなど総合的に体を健康にすることを指導してくださるので、とても助かります。

私は胃腸が弱くて長年苦しんでいたのですが、矢山クリニックの診療を受けるようになってからは、体全体がすごく楽になりました。以前は体調が悪くてリハビリを受けることもできませんでしたが、こちらへ来てからはマッサージを月二回受けています。
おかげさまで、あがらなかった手が、ちゃんと上まであがるようになりました。
症状全般が改善されて、日常生活が以前と比べて、ずっと楽に行えています。これには
佐賀という生まれ育った土地にいる安心感もあると思います。
安心していられるのが病気の体には一番ですね。

＊山田公子さんのｍＨＡＱ評価の変化

1	靴紐、ボタン掛け	c（2点）→b（1点）	
2	就寝・起床	c（2点）→b（1点）	
3	茶碗、コップ	c（2点）→b（1点）	
4	平坦な道	c（2点）→b（1点）	
5	身体全体を洗う、拭く	c（2点）→b（1点）	
6	床の衣類を拾う	c（2点）→a（0点）	
7	蛇口の開閉	c（2点）→b（1点）	
8	車の乗り降り	c（2点）→b（1点）	
		合計　16点→7点	

証言11

痛み止めを飲まずに朝スッと起きられる

K・Kさん（49歳　主婦）

平成十六年の初め、朝、指がしびれていることに気がつきました。

そのうち右手が曲がらなくなりました。近くのお医者さんに診てもらうと、「リウマチかもしれない」と言われ、専門医を紹介されました。

専門医の先生は、最初からリウマチの診断はせず「精神的なものでも、そういう症状は出ますから……」と言われました。そうだといいなと思っていたら、まもなく肩に激痛が走りました。それでリウマチとはっきり診断されてしまいました。

薬は抗リウマチのリウマトレックス、ステロイドのプレドニン、鎮痛剤のボルタレン、それと胃薬をいただきました。

薬を飲み始めて一カ月たっても少しも良くなりません。

先生に理由を尋ねると、「急速進行性ですね」と言われました。そのとき勧められたのが「レミケード」という点滴療法でした。

点滴療法の寸前、矢山クリニックを知る

点滴療法を勧めた病院の先生はこう説明してくれました。

「二週間入院して点滴をしたら、効く人には劇的に効きますよ」

効くというのは魅力でしたが、詳しく聞いてみると、費用も相当かかるし、副作用も大きそうでした。私はセカンドオピニオンを求めて、別の病院へ行ってリウマチ専門の先生に伺うと、「急速進行性なら、そのほうが良いでしょう」と同じ答えが返ってきました。

それでも踏ん切りがつかずにいると、ある方が「そんなのしないほうがいい。矢山クリニックへ行けば」といって紹介してくれたのです。

あがらなかった腕があがるように

平成十六年七月、矢山クリニックで初受診しました。リウマチを発症してから半年後のことです。

「交感神経の緊張を減らすために、まず歯の治療をしましょう」ということで、調べてもらったら、被せた歯が一本、埋めた歯が三本ありました。二十年も前に治療してもらったもので、いまは使われていない金属が使われていたようです。

歯の治療と同時に、体に溜まった重金属を排出する漢方薬を処方されました。それまで飲んでいた薬は、急に止められないので、先生の指示どおり徐々に減らし、五カ月くらいで止めました。

歯の治療が終わって、自律神経のバランスが取れると、半年くらいから急速によくなる人が多いと聞いていましたが、私の場合はなぜか劇的に変わるという感じではありませんでした。でも、以前は胸のところまでしかあがらなかった腕が、スッと上まであげられるようになりました。

また、痛み止めを飲まなければ過ごせなかったのが、いまは痛み止めもステロイドもまったく飲まなくてすんでいます。痛みやこわばりがなくなったので、朝スッと起きて、ご飯の支度やお弁当作りができるのが嬉しいです。

矢山先生から食養の大切さを教えられ、家ではほとんど和食を作っています。やはり日本人は伝統的な和食が一番体にいいようです。今は努めて玄米や無農薬野菜を食べるようにしています。

アレルギーのリスクとなる乳製品は食べないようにといわれて、一日４００cc も飲んでいた牛乳も止めました。

先生のご指導は、私たちの常識とちがうことが少なくありませんが、ちゃんと説明してくださるので、納得して取り組むことができます。そして、いつも良い結果が出ます。矢山先生に心から感謝しています。

＊K・KさんのmHAQ評価の変化

1	靴紐、ボタン掛け	a（0点）→a（0点）
2	就寝・起床	b（1点）→abの間（0・5点）
3	茶碗、コップ	b（1点）→abの間（0・5点）
4	平坦な道	c（2点）→b（1点）
5	身体全体を洗う、拭く	abの間（0・5点）→abの間（0・5点）
6	床の衣類を拾う	a（0点）→a（0点）
7	蛇口の開閉	b（1点）→b（1点）
8	車の乗り降り	b（1点）→b（1点）
		合計　6.5点→4.5点

証言12

いまの状態が続けばいいなァ

K・Nさん（33歳　中学教師）

六年前のことでした。朝ベッドから起きあがると、足の指の関節が腫れていました。歩きづらいので、あちこちの病院へ行きましたが、はっきりした診断をしてくれませんでした。

偏平足のせいだろうということで、靴に敷く装具を工夫したりしていました。

半年くらいたったころ、手の指が腫れてきました。膠原病の姉がかかっている先生に診ていただくと、リウマチと診断されました。

薬はステロイドのプレドニン5ミリグラムと、抗リウマチ薬のアザルフィジンを処方されました。あと痛み止めのロキニソン。全部で三種類でした。

しかし、あまり効き目がなく、二、三カ月でプレドニンは止めてリウマトレックスを飲むようになりました。同時にこの頃、京都の大学病院の漢方外来へ行き、リウマチに適した漢方薬を処方してもらいました。

口の中の電流が400ミリボルトもあった

平成十九年六月、大学時代の友だちに会いました。彼はヴァイオリンを弾くのが仕事です。ところが腕があがらなくなって演奏活動ができなくなり、あちこちの病院を回ったものの、原因不明で治らなかったそうです。

ところが、矢山クリニックにかかると、漢方できれいに治ったとのこと。私がリウマチと知って彼はそういう体験談を語り、私にも「矢山クリニックへ行くように」と勧めてくれました。

矢山クリニックでは、いままで飲んでいた強い薬を止めて、矢山先生が処方した漢方の煎じ薬と粉薬を飲むことになりました。

歯は虫歯が多く、合金もたくさん使っていたので、電流を測ると400ミリボルト以上もありました。電気は抜いてもらいましたが、それでも数値が減りません。いまは歯をセラミックに換える治療をしてもらっています。

強い薬を止めてここまで回復するとは！

矢山クリニックへ来てまだ日は浅い（この時点で三カ月）ですが、長年飲みつづけてきた強い薬を止めても、これまでの状態が変わらないので、私としては「このまま続けばいいなア」と願っています。

私は中学校で声楽の教師をしていますから、ピアノで左手がうまく使えないのはすごく不自由です。しかし、重いものは人に持ってもらったりして、何とかふつうの教師生活ができています。

一番ひどかったときは、右足の関節が痛くて歩行もままならなかったし、お風呂で洗面器が持てませんでした。

ペンが持てなくなって二週間ほど入院したこともあります。左手はまだよく使えないものの、自分で車を運転して佐賀まで治療に行くことができます。

リウマチ薬をほとんど止めて、ここまでできるようになったのは、私にとってはすごい回復といえます。これも矢山先生のご指導の賜物です。

＊K・NさんのmHAQ評価の変化

1	靴紐、ボタン掛け	d（3点）	↓	b（1点）
2	就寝・起床	a（0点）	↓	a（0点）
3	茶碗、コップ	右手b（1点）	↓	a（0点）
		左手d（3点）	↓	d（3点）
4	平坦な道	c（2点）	↓	b（1点）
5	身体全体を洗う、拭く	c（2点）	↓	b（1点）
6	床の衣類を拾う	右手a（0点）	↓	a（0点）
		左手d（3点）	↓	d（3点）
7	蛇口の開閉	右手a（0点）	↓	a（0点）
		左手d（3点）	↓	d（3点）
8	車の乗り降り	c（2点）	↓	b（1点）

合計　19点→13点

証言13

人並みに働けるのがありがたい

S・Eさん（52歳　生鮮食品業）

スーパーで生鮮食品を扱う仕事をしている関係で、職場の温度がどうしても低くなりがちでした。魚を扱っているとき、足先に痛みが出てきました。

右足の小指の横が腫れて、整形外科へ行くと「リウマチ」と診断されました。薬を飲みながら治療に通っていましたが、「腫れがひどくなったら手術する」と担当の先生から言われていました。

周りの人たちにそのことを話すと、「手術は止めたほうがいい」とみんな反対、私も気が進みませんでした。

そんなとき雑誌で矢山先生のことを知り、西洋医学の薬に頼らない治療方針に魅力を感じ、矢山クリニックへ行くことにしました。いまから四、五年前の話です。

矢山先生が最初におっしゃったことは今でもよく覚えています。

「まず、体を自然の状態に戻そうよ」

リウマチ患者に冷えは大敵

おしなべて現代人は不自然な生活をしがちですが、低温環境で仕事をしている私の場合、ふつうの人以上に不自然な状態に置かれていたようで、それがリウマチの一つの引き金になったのでしょう。

治療法として先生が提案されたのは次の二つでした。

①飲み水を自然なものに変えること

②交感神経の緊張を緩めるため、歯の金属を取り除くこと

飲み水は湧き水を飲むようにしました。

歯のほうは、矢山先生に紹介していただいた歯医者さんへ行って、被せたり詰めたりしていた銀歯をセラミックに換えてもらいました。

歯を換えてすぐどうという自覚症状はありませんでしたが、その後のリウマチの治り方から見て、明らかにプラスになったと思います。

いま仕事は精肉の部門に移ったので、魚屋のときより体の冷えが少なくなりました。それでも、指先が冷えたり、足が冷えたりすることもあり、それが続くと痛みを引き起こすことがあります。

空調は、暖房よりも冷房のほうが体に悪いというのは本当です。人間、健康のためには体をできるだけ温めたほうがいい。冷やすのは禁物です。

矢山先生のところへきてから、薬を使用しなくても、たまに右手指がちょっと痛む程度で、ほかは以前のようなひどい痛みを感じることがありません。

刺身は控えてもお酒は飲みます

一番ひどかったとき変形した関節部分はもう治ってしまいました。

いま使っている薬は、漢方薬が基本で、後はそのときの状態に即して、必要なものを処方していただいています。痛み止めは一切飲んでいません。

食べ物は「生ものを食べない」をきちんと実行しています。サラダとか、刺身とか、生のものには菌が多く、それが体に入ると、炎症の引き金になるようです。

タバコは止めましたが、酒は飲んでいます。といっても焼酎に限っていますが……飲めるということは体調がいい証拠だと思います。

当初、リウマチといわれたときは、「やがて働けなくなるかもしれない」と、とても不安になりましたが、おかげさまで人並みに働くことができています。

体全体に抵抗力もついてきました。以前は、風邪で寝込むことがよくあったのですが、このごろは風邪もめったに引きません。

私はリウマチを治すために矢山先生の所へきたのですが、リウマチはもちろんのこと、体全般が良い方向へと導かれているような気がします。

＊S・EさんのmHAQ評価の変化

1	靴紐、ボタン掛け	b（1点）→a（0点）	
2	就寝・起床	b（1点）→a（0点）	
3	茶碗、コップ	b（1点）→a（0点）	
4	平坦な道	c（2点）→a（0点）	
5	身体全体を洗う、拭く	b（1点）→a（0点）	
6	床の衣類を拾う	b（1点）→a（0点）	
7	蛇口の開閉	b（1点）→a（0点）	
8	車の乗り降り	b（1点）→a（0点）	
		合計　9点→0点	

証言14

残りの人生笑って過ごしたい

K・Oさん（65歳　主婦）

最初の兆候は平成十二年ごろに感じました。足の親指の付け根が痛くなったのです。違和感のある痛みだったので、気になって地元の病院へ行きました。

「もしかしたらリウマチかもしれない」と言われましたが、リウマチ反応は出ても、炎症反応は出ていませんでした。

担当の先生から「医療の世界では、同じような状態が何カ月か続いて、はじめてリウマチというんですよ」と説明を受け、結局、はっきりリウマチと診断が下されるまで一年かかりました。

リウマチの診断が出ないままの最初の一年は、とにかく痛いので、次から次へと痛み止めを処方されていました。

リウマチと診断された後、ステロイドのプレドニゾロンは最初1・5ミリグラムでしたが、やがて3ミリグラムになりました。何の薬か知らないでもらっていたのがアザルフィジン、強い鎮痛剤の座薬ボルタレンを使うこともありました。

四年間、そういう治療を続けていましたが、良くなる気配はまったくなく、手はパンパンに腫れ、足も腫れてズックが入らないので、突っかけて履いていました。

お料理するにも包丁が持てません。健康な人ならピーラー（皮むき器）で皮をむくのは簡単ですが、私は片手にジャガイモを持つことすらできませんでした。そんな状態のとき、ある人の紹介で矢山クリニックの存在を知ったのです。

デトックスの大切さを知らされる

初対面で矢山先生から「リウマチは治る可能性がありますよ」と言われたとき、思わず「ウソでしょ？」と心の中でつぶやいてしまいました。

リウマチという病気は「不治の病いで一生痛みと付き合っていくしかない」と聞いていたからです。

矢山先生は、まず化学物質や電磁波の害のことを話され、次に私の口の中を調べて「あー、金属をようけ使っとるね」と驚かれました。

実は私の歯はひどくて、差し歯、入れ歯、金属をかぶせた歯などが一五本くらいあったんですね。口の中に流れるガルバニック電流が私の場合、５００ミリボルトと相当大きな数値だったようです。

他にもパンパンに腫れた指に金属の指輪をしていましたし、眼鏡も金属でした。これらを「みんな止めたほうがいいね」と言われました。

その日、帰り際にお借りしたビデオで、最近の私たちの体には有害化学物質や重金属、電磁波の害がいっぱい溜まっているので、デトックス（毒出し）が大切だということを知りました。半信半疑ながら、私は矢山先生の治療を受けようと決心しました。

一年かけて歯をすべてセラミックに

歯の治療の間は、問診票を書くボールペンをポロッと落とすし、歯科の診察台にじっと寝ているのがつらく、起き上がるのがまたつらいという状態でした。

また、十五本の歯すべてを、電磁波を通さないセラミックに変えるのには、お金もずいぶんかかりました。

「歯の治療が終わったら、体の緊張が取れていきますよ」

この矢山先生の言葉を信じてがんばりました。

全部の歯を治療し終わるまで約一年かかりましたが、終わったとたん、ストレスがなくなって、パーッと解放された感じがしました。

以来、どんどん元気になって、もう一年以上痛み止めの薬は飲んでいません。飲んでいるのは漢方薬だけです。

いままでに二度ほど、肩や膝に痛みが出たことがありました。

「再発？　やっぱりダメなのかしら」

その時は気持ちが沈みましたが、矢山先生のところへ行くと、

「あ、風邪の菌が入ったな」

とおっしゃって、小児用の風邪薬（四日分）を処方してくださいました。それを飲んだらウソみたいに痛みがとれました。

今では矢山先生のご指導を仰いでいれば「もっと良くなる」「きっと良くなる」と固く信じています。

先生が勧められるデトックスやキレーションなど、体を健康へ向かわせる療法はすべて受けてきました。

以前は病院へ通うのも、主人が運転する車にようやく乗り込むありさまでしたが、いま

ではさっそう？　と自分で運転して行きます。

もともと明るい性格でしたが、最近はおしゃべりグセも甦って、娘たちから「昔のお母さんに戻ったね！」と言われています。

家の中もすっかり明るくなりました。この分なら、残りの人生、家族ともども笑って過ごせそうです。

＊K・OさんのmHAQ評価の変化

1	靴紐、ボタン掛け	b（1点）	↓a（0点）
2	就寝・起床	c（2点）	↓b（1点）
3	茶碗、コップ	b（1点）	↓a（0点）
4	平坦な道	b（1点）	↓aに近い（0・5点）
5	身体全体を洗う、拭く	c（2点）	↓b（1点）
6	床の衣類を拾う	c（2点）	↓b（1点）
7	蛇口の開閉	d（3点）	↓aｂの間（0・5点）
8	車の乗り降り	c（2点）	↓b（1点）

合計　14点↓5点

証言15 何千本の針に刺されるような痛みが消えた！

西川奈穂美さん（48歳　無職）

私がリウマチを発症したのは、二十三年前でした。まず手のこわばりから始まり、足を引きずり出し、膝も悪くなった。まさに満身創痍の有様でした。

私の母もリウマチだったため、手のこわばりが出たとき、「もしかしたら…」と思い病院へ行くと、即リウマチといわれました。だから覚悟はできていました。

薬は非ステロイド系とリマチルをけっこう長く飲んでいました。それにしても二十年間の薬づけは大変なことです。ただ、私が通っていたのは小さい個人病院で、新薬が出ても、すぐに「それを使おう」とはされない先生でした。後になって、矢山先生から「それだけは良かったことだね」と言われました。その病院の治療法にとくに不満があったわけではありませんが、ある時期から薬が全然効いていないように感じだしたのです。

体調がだんだん悪くなり、ステロイド系の薬に変えないといけない状態になりそうでした。それは避けたかったので、ステロイドを使わずに治療してくれる先生を探しました。

薬づけの二十年間を清算する

矢山先生のお名前は、以前から本で知っていましたが、何か遠い存在に感じていました。ところが矢山クリニックに通っている知人がいるのを知って、「こんな近くにいらっしゃったんだ」と思い、私も診ていただくことにしたのです。

治療は、先生のお考えにそって、まずデトックス（毒出し）をしていただきました。体の中に溜まっている農薬や化学薬品、金属などの解毒をする漢方薬を処方され、同時に歯に使われている口の中の金属を全部取ることにしました。

実は歯のほうは、三、四年前に大掛かりな治療をしたんです。それまで口の中にほとんど金属がなかったのが、かなり増えていました。歯科の先生からは「まだいいほうですよ」と言っていただきましたが、思い起こせば、歯に金属を入れたころから膝の痛みやむくみがひどくなったように思います。

膝から下は、まるで何千本の針が入っている感じで、歩きだすといっせいにその針先が神経にさわるようなひどい痛みでした。その刺すような痛みが、デトックスと歯の治療をした後に徐々に引いていったのです。

病気は自分の努力で治すもの

勇気をもらった私は、矢山クリニックに三カ月入院して、食べ物も完全無農薬のものを摂り、汗出しなど自分でできるデトックスの方法や筋力強化のトレーニングも教えてもらいました。矢山先生は病気治しにすごく熱心な方で、私の体調がよくなると、私以上に喜んでくれます。私は私で、先生が喜ばれることが、すごく嬉しかった。こういう喜びの連鎖は本当に病気の改善に役立つようです。

以前の私は「病気はお医者さんに治してもらうもの」と思っていました。が、矢山先生の治療を受けている過程で、「先生は治すための方向づけをしてくれるのであって、病気は自分で治すものだ」ということがわかりました。それが精神的な面で大きく変わったところです。

それに、今まで自分の体がすごく嫌いだったんです。二十五、六歳のときから発症して変形も出ていたし、膝の痛みもありましたから、「自分の体じゃない」と思っていたし、変形のためにひどく見づらい体でした。

でも私が見たくない脚を看護師さんたちが一生懸命さすってくれるんです。私以上に私の体を大事にしてくれたおかげで、自分の体が徐々に好きになってきました。

自分の体をちゃんと見られるようになり、「ありがとう」をいっぱい言えるようになったら、体もちゃんと応えてくれるのか、むくみが減ってきたり、曲がっていた指先がほぐれてペットボトルも開けれるまで力が出せるなど、良い変化が見られるようになりました。

そんなふうに、病気は先生から治してもらうのじゃなくて、自分がわずかでも努力した結果で少しずつ変わるんだということを、これからも忘れず、病気と付き合っていくための原動力にしていきたいと思います。

＊西川菜穂美さんのｍＨＡＱ評価の変化

1　靴紐、ボタン掛け　c（2点）↓b（1点）
2　就寝・起床　b（1点）↓b（1点）
3　茶碗、コップ　b（1点）↓a（0点）
4　平坦な道　b（1点）↓a（0点）
5　身体全体を洗う、拭く　c（2点）↓b（1点）
6　床の衣類を拾う　c（2点）↓b（1点）
7　蛇口の開閉　c（2点）↓b（1点）
8　車の乗り降り　c（2点）↓b（1点）

合計　13点↓6点

証言16

リウマチ患者のネットワークを広げたい

中村Tさん（58歳　主婦）

私がリウマチを発症したのは、平成十二年秋のことでした。離婚して実家へ帰り、父親の介護を始めた時期でした。生活環境の大きな変化でストレスが強かったのだと思います。

でもそのころは、父親の介護で日々の生活に追われて、病院へはなかなか行けないまま、自分のできる範囲のことを精一杯やっていました。

平成十四年五月、父が他界したのを機に近くの総合病院へ行くと、リウマチと診断され、薬を服用する生活が始まりました。

しかし、いろんなお薬を飲んでもあまり効果がなく、足の裏が痛くて歩けなくなったり、指にも変形が見られるようになってきました。

母親がかかりつけの診療所の先生に「こんなに薬を飲んでいるのに、どうして痛みが治らないんですか」と聞くと、「変形が止まれば、痛み止めが効くようになります」という答えが返ってきました。

その後も薬の量が増えていき、新薬も飲んでみましたが、体質に合わなかったのか、体全体がむくんできました。

足の裏はプラスチックで固定して、直に地面に触れないようにしてから湿布を貼っていました。足元のおしゃれがしたくても、いままで買った靴はすべて入りません。ちょっとの外出でもいやになり、交際も狭まってきました。

「このままではいけないなァ。でも、どうしたらいいのだろうか」

治療のたびに体がスーッと軽くなった

そんな悩みを抱えていたところ、知人から「漢方薬を使って病気を治してくれるいい病院がある」と教えてもらったのが、矢山クリニックでした。

初診のとき矢山先生が「歯を治そうね」とおっしゃった時には、「エーッ!」と思いました。でも先生が金属の害について丁寧に説明してくださったので納得し、腐骨化した親不知とアマルガムを被せた歯を治療してもらいました。

平成十五年のことですから、当時は矢山クリニックにはまだ歯科がなくて、先生の紹介で有田の歯科医院へ行って治療していただきました。また、歯のほかにも眼鏡のフレームを金属でないものに換えました。

私は自分の体の変化に割とすぐ気がつくほうです。歯の治療が終わって病院を出るとき、もう楽になったと感じました。

矢山先生の処方してくれた煎じ薬を飲んだときも、やはり体にすぐに違いが出て、三日後ぐらいには体がとても軽くなったように思いました。

それから次に処方された煎じ薬、続いて咽頭の菌を減らす薬を飲みましたが、体がすぐに反応して回復が早いように思います。

リウマチ患者にも最新の情報知識が必要

矢山先生と接していると、何とか患者を楽にしてあげたい、という気持ちを強く持っておられることがひしひしと伝わってきて、私自身「もっとがんばろう」という気持ちになります。

お医者さんに対する患者側の信頼やがんばる気持ちも、症状に大きく影響しているように思います。

また、先生はいろんな方面にアンテナを広げておられて、行くたびに新しい情報や知識をいろいろ教えてくださいます。

病気に上手に対処していくためには、医学界の一方的な話ばかりでなく、幅広い情報や知識も大きな意味を持っていると思います。

全体にリウマチ患者の人たちは、最新の情報や知識に触れるチャンスが少ないように感じます。このことがリウマチ患者さんの悩みを深くしているのではないか。そんな気がしてなりません。

また、がん患者さんの場合、ネットワークがたくさんあるから、たとえば患者さん同士や家族が集まって励ましあったり、情報を交換しあったりできるのに、リウマチ患者にはまだ広まっていません。

病人というのは、助け舟を出してくれたり、優しい言葉を掛けてくれたり、「がんばってるね」と言ってもらえるだけでもとても嬉しいものです。

矢山クリニックは、患者さん同士や家族の方々とのコミュニケーションがとりやすい環境にあると思うので、ここからリウマチ患者さんのためのネットワークがもっともっと広がることを願っています。

＊中村Tさんのm HAQ評価の変化

1	靴紐、ボタン掛け	c（2点）↓b（1点）
2	就寝・起床	c（2点）↓a（0点）
3	茶碗、コップ	c（2点）↓a（0点）
4	平坦な道	d（3点）↓b（1点）
5	身体全体を洗う、拭く	d（3点）↓b（1点）
6	床の衣類を拾う	d（3点）↓b（1点）
7	蛇口の開閉	d（3点）↓b（1点）
8	車の乗り降り	c（2点）↓b（1点）
		合計　20点↓6点

証言17

「リウマチは治る」を信じてがんばります

藤尾あさよさん（49歳　主婦）

平成十三年一月、右足が痛くなり、痛み止めを飲んでいました。その後、リウマチと診断され、モーバーという薬を飲みはじめました。

症状がだんだんひどくなって、ステロイドやリウマトレックスなど副作用の強い薬を飲むようにいわれたので、何か別のものをと必死に探しました。

幸い私にぴったりのサプリメントにめぐりあって、かなり痛みが楽になりました。

矢山クリニックには、ご近所の方が受診していて「リウマチも診察している」と聞いて行きました。前の病院へ行かなくなって一年たっていました。

矢山クリニックでは、金属を排出する漢方を飲み、良い水のための浄水器を教えてもらい、歯の治療などを行いました。

以前から本で矢山先生を知っていて、先生の医療に取り組む姿勢に共感していましたので、先生のおっしゃることに何の抵抗もありませんでした。

ただ、金属が体に溜まって病気の原因になることは知らず、とくに歯科金属を除去する際のガルバニック電流の測定にはびっくりしました。

薬以外の方法を試して成功

私の場合、矢山クリニックの豊富な治療メニューをいくつも同時進行で取り組んだおかげで、かなり早く効果が現れたようです。

いままでとくに不健康な生活はしてきませんでしたし、自然に恵まれた山あいの閑静な場所に住んでいるので、ストレスも少なく、まさか私がリウマチになるなどとは夢にも思っていませんでした。

だが、先生から金属の話や化学物質汚染、電磁波の話などをうかがって、ジオパシックストレスの問題があることを知りました。

ジオパシックストレスとは、環境からくる電磁波のノイズや地磁気の歪みが体に悪影響を与えることだそうです。

現代人はどこにいても、どんなに個人で健康に気を使っても、知らないところでリスクを背負っているのです。

真実のリウマチ情報がもっとほしい

現在の症状は右足の腫れと痛みだけがまだ続いていますが、ステロイドを使わないで日常生活ができています。

リウマチと診断されたころは、悲惨な病気だと思っていましたが、矢山先生から、どうしてリウマチになるのかを教えてもらってからは、私は絶対治ると信じています。

それにつけても、私たちはずいぶん情報不足の環境におかれていると思います。矢山クリニックで受診すれば、「治るんだ！」と希望を持てるのに、いまだに蚊帳の外に置かれている人が大勢おられるからです。

私は強い薬を飲んで体がボロボロになっていく人をいっぱい見てきました。もういい加減「リウマチは一生治らない。痛みを軽くしながら一生付き合っていくしかない」という考え方から脱却する必要があると思います。

私の場合はノンメタル歯科治療をきっかけに徐々に、半年間で前述した右足首の痛み以外は改善しました。しかも、その間、鎮痛剤はまったく使用せず、漢方薬のみで治療しています。

私のような経験を一人でも多くの人に知っていただきたい。そして知ったら勇気をもって新しい治療法にチャレンジしてほしいですね。

リウマチという病気には波がありますから、私もこの先、良いとき、悪いときがあると思います。でも「きっと良くなる」と信じてがんばるつもりです。

＊藤尾あさよさんのｍＨＡＱ評価の変化

1	靴紐、ボタン掛け	d（3点）	→	a（0点）
2	就寝・起床	c（2点）	→	a（0点）
3	茶碗、コップ	a（0点）	→	a（0点）
4	平坦な道	a（0点）	→	a（0点）
5	身体全体を洗う、拭く	c（2点）	→	a（0点）
6	床の衣類を拾う	a（0点）	→	a（0点）
7	蛇口の開閉	c（2点）	→	a（0点）
8	車の乗り降り	a（0点）	→	a（0点）

合計　９点→０点

おわりに

リウマチという難病も、東洋医学の人間観や病気の生じる流れに基づいた方法論と西洋医学、それに加えて歯科金属から生じているガルバニック電流を減らして、交感神経の過度の緊張を解きほぐしていくと、徐々にあるいは急速に軽快していくことが判明しました。

本文中にも述べましたが、歯科金属から発生するガルバニック電流が生体に及ぼす影響については、まだ科学的研究がなされておらずほとんど解明されておりません。ただ、心電図のピーク値の百倍もの電圧が生じていれば、体に良いわけはないだろうと考えて、これを減らす装置を作って使用してみると、交感神経緊張が軽減されたときに観察される、冷えが減る、緊張が減る、痛みが減るという現象が約九十%の方に再現性をもって出現することは事実です。

しかし、歯科金属を除去することを、リウマチの一連の治療として行っているのではないことは明確に強調しなければなりません。もし、リウマチを治療するために歯科金属を除去していると主張するならば、歯科金属からのガルバニック電流とリウマチとの関連を科学的に解明した後でなければならないことは自明の理です。これに関しては、今後電気生理学の専門家がぜひ取り組んでいただきたい大きなテーマです。ガルバニック電流に関して、佐賀の保険医協会の歯科研究会で私が報告したように（173ページ、同協会の会報）、一定の理解を得つつあります。また、歯科金属除去後に肩こり、頭痛がとれて患者さんが喜び受診する患者さんも増えているという現象を、何人もの歯科医が経験しているとの情報も聞いています。

ここで本書をお読みになった方が、歯科金属がすべて体にとって悪いものなのかと心配されるかもしれませんが、これについては健康に過ごされているならば、現時点では問題ないと考えてよいようです。これに関しては、歯科金属が存在していて、疾患を有する人と健康な人とで、ガルバニック電流がどうなっているかを調査しないと正確な答えを出すことができません。今後歯科医学界が取り組んでいただければ喜ばしいことです。

リウマチを専門に診療されているドクターの方々は、本書のような統合医学の方法論に対して親和性が少ないかもしれませんが、第二章で紹介した『関節痛・リウマチは完治する』（D・ブラウンスタイン著）をぜひお読みいただければ、日常臨床、患者さんにおおいに益すると思います。

本書の患者さんの証言は、医療問題に経験、知識のあるライターの三浦祥子さんにインタビューしていただき、患者さんの校正を得て正確を期しています。三浦さんと患者の皆さんには感謝申し上げます。

最後に、筆者らの行っている医療にご興味を持たれた歯科医師、医師の方はご連絡いただければ対応させていただきます。

矢山利彦

歯科研究会

歯科用金属が身体に悪影響？

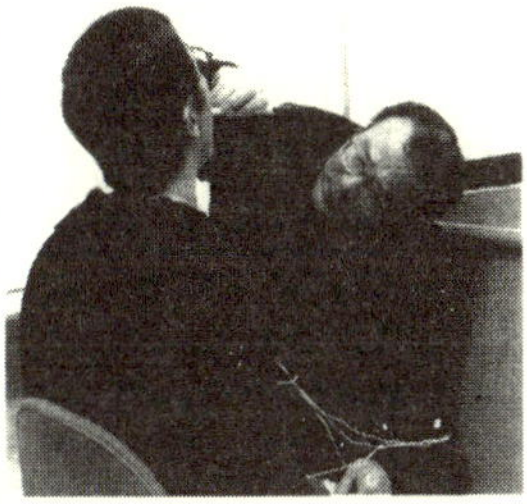

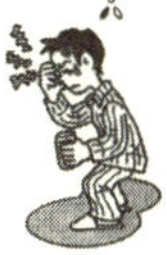

歯科で使用される金属が電流を発していて、特に慢性疾患や肩こり等で悩まれている患者さんについて、放電装置にて電気を放電してやれば、痛みの度合いが半分程度に減る（これは個人差があり、ほぼなくなったという人もいれば、やや軽減したという人もいるそうです）ということでした。

一月二十九日に「歯科用金属が身体に悪影響？」と題して、矢山利彦先生（大和町・Y.H.C.矢山クリニック院長）の講演が催されました。

司会の岩崎先生から、「まず直接に矢山先生の考えを伺って、それから考えてみよう」と挨拶がありました。

矢山先生は、外科医として活躍されながら、東洋医学も学ばれています。

「現在の臨床医学では、感染は問題にしているが、金属汚染・電磁波・化学物質の害については考慮に欠けるところがある」との考えです。それは通常の血液検査やX線での画像診断ではこれらの害について調べることができないからだそうです。

それを証明するかのように、『ゼロ・サーチ』という全く新しい診断装置を使って、波動的に（バイオレゾナンス）病因を推定し、害のない方法で病因を除去すると、生体の回復力が働きだし、病名を問わず病気が治っていくとのことでした。

そして、気功などを行ってストレスを減らすとさらに健康度があがっていくそうです。

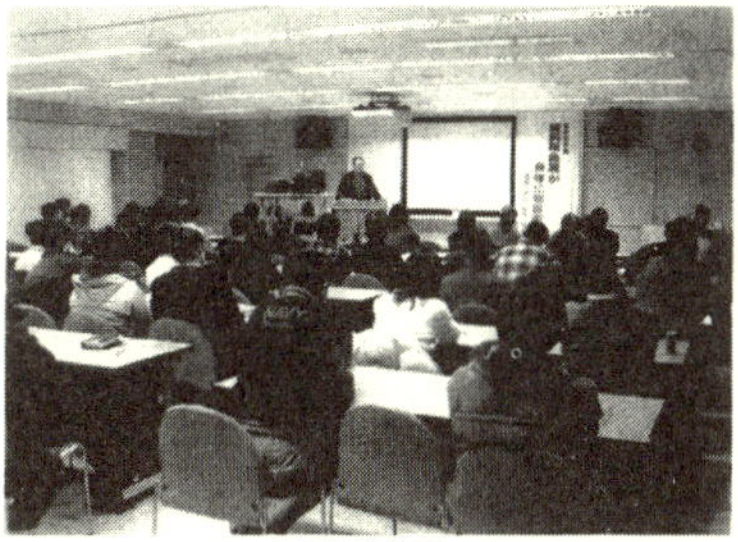

56名が参加

原因の解明は、一つの原因だけではなく複数あると思われるため、特定するのは難しいそうですが、電流が流れていたのは事実でしたし、それを放電してやれば症状が軽くなるというのも、実際ビデオを見て「ある」というのがわかりました。

矢山先生の東洋医学を取り入れて違った視点から「治す」という取り組みに感銘を受けました。

患者さんの病態だけでなく「その人」を診て「治す」という気持ちを大切にしていきたいと思います。

（嬉野町　峰松　慶太）

＜著者略歴＞

矢山利彦（ややま・としひこ）Y.H.C. 矢山クリニック院長

1980年3月九州大学医学部卒。

1983年3月まで福岡徳洲会病院で救急医療を中心に研修。同時に、福岡医師漢方研究会で東洋医学を学ぶ。

1983年4月より九州大学医学部第二外科入局。

1984年より大学院博士課程で免疫学を専攻する。

1987年より佐賀県立病院好生館外科、東洋医学診療部長。

2001年12月 Y.H.C. 矢山クリニックを開設し、現在に至る。

西洋医学とともに、「気」の理論と実際を活用した東洋医学、さらには歯科医療等を加えたホロトロピック医療を実践し、リウマチやがんなど多くの難治性の病を治療する実績を持つ。各地で気功教室を開催するなど幅広く活躍している。空手道5段。

著書に『気の人間学』『続・気の人間学』（ビジネス社刊）、『気で引き出せ無限の治癒力』『気そだて教育』（太郎次郎社刊）、共著に『運命が変わる未来を変える』（ビジネス社刊）等がある。

重田研一郎（しげた・けんいちろう）Y.H.C. 矢山クリニック副院長

1992年3月佐賀医科大学卒。

佐賀医科大学総合診療部、医療法人雪の聖母会・聖マリア病院等で多くの診療科を研修（スーパー・ローテート）。後、佐賀県立病院好生館東洋医学診療部の非常勤を経て、2001年より Y.H.C. 矢山クリニックに就任。内科を担当。

佐賀医科大学在学中に矢山利彦氏と出会い、以後、気功がライフワークとなる。

『いのちのうた』『続・いのちのうた』（サクセスマーケティング）を監修。

矢島由紀（やじま・ゆき）Y.H.C. 矢山クリニック歯科医長

1994年3月長崎大学歯学部卒。

長崎市内の小児・矯正歯科に2年、一般歯科に6年間勤務。後、佐賀県西有田町山口歯科医院副院長を経て、2006年より Y.H.C. 矢山クリニックで歯科治療に従事し現在に至る。

ホロトロピック医療における歯科治療の役割は母親のお腹にいるときからの予防に始まり、高齢期を迎えても健康を維持できるような健やかな口腔を保つことと考え、クリニックでさまざまな取り組みを実践している。

＜連絡先＞

Y.H.C. 矢山クリニック
佐賀県佐賀郡大和町大字尼寺二本杉 3049-4
TEL. 0952-62-8892　FAX. 0952-62-8893
http://www.yayamaclinic.com

リウマチがここまで治った!

2008年7月23日　初版 第1刷発行

編著者／矢山利彦
発行者／安田喜根
発行所／株式会社 評言社
　　　　東京都千代田区神田須田町 1-13-5
　　　　藤野ビル 3F（〒 101-0041）
　　　　TEL. 03-3256-6701（代表）　FAX. 03-3256-6702
　　　　http://www.hyogensha.co.jp
印刷・製本／株式会社シナノ

ISBN978-4-8282-0527-4 C3047